AF219973

Lieselotte Herwig

Werte Doctores !

Über die Chance
anders
zu denken

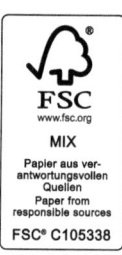

Bibliografische Information der Deutschen Nationalbibliothek:
Die Deutsche Nationalbibliothek verzeichnet diese Publikation
in der Deutschen Nationalbibliografie; detaillierte bibliografische Daten sind im Internet über http://dnb.dnb.de abrufbar.

© **2021 Lieselotte Herwig**

Titelbild: Karin Goebbels

Herstellung und Verlag: BoD – Books on Demand,
Norderstedt

ISBN: 978-3-7543-4378-4

Für alle, die nicht aufgeben zu suchen.

Inhaltsverzeichnis

Vorwort

Natürlich richtet sich mein Buch an alle, denen ihre Gesundheit wichtig ist, und mit dem provokanten Titel möchte ich grundsätzlich die Aufmerksamkeit auf dieses Thema lenken. Aber dass ich Sie, die Damen und Herren aller medizinischen Berufe, direkt anspreche, entspringt einem besonderen und dringlichen Wunsch. Meine Erfahrungen und meine Recherchen haben ergeben, dass es ohne Sie nicht geht. Noch scheinen die beiden Lager der Schulmedizin und der Alternativen sich konträr gegenüberzustehen: die Schulmedizin mit ihrem analytischen Ansatz und dem differenzierten Wissen über all die Vorgänge des chemischen Körpers und den daraus resultierenden Behandlungsansätzen und die Alternativen, die wenig über diese Vorgänge wissen, aber in unterschiedlichsten Formen mit ihren Energieströmen umgehen und doch erfahren, dass dieses Handeln einen gesunden Körper hervorbringt. Kein Wunder, dass ein Suchen nach Gemeinsamkeiten kaum stattfindet. Und in diesen beiden getrennten Welten haben wir uns mehr schlecht als recht einsortiert: die Schulmedizin als die richtige, gültige, die Alternativmedizin als „Naja, wenn's hilft"-Beilage, teilweise doch schon als Komplementär-Medizin geduldet.

Erfahrungen hat jeder auf diesen Gebieten gemacht. Meine waren extrem und grundlegend. Und deshalb haben sie mich nicht losgelassen, über die Ursachen nachzudenken und sie zu erforschen. Mir ist klar geworden, dass es einen Bereich für die Schulmedizin gibt, mit dem sie sich nicht auseinandersetzt: die

Energie. Wir sehen sie nicht, können sie nicht verorten, aber da wir sie scheinbar sicher und unerschöpflich zur Verfügung gestellt bekommen, können wir sie selbstverständlich und gedankenlos verbrauchen. Einen grundlegenden Wert für unsere Gesundheit und damit einen kritischen Blick darauf messen wir ihr nicht bei. Und darum wird jeder, dem die eigene Energie treu dient, dieses Thema nicht als bedenkenswürdig erachten, sie schon gar nicht als Verursacher von Krankheiten ansehen und noch weniger Heilungsmöglichkeiten darin erkennen. Für die Alternativen, die sich aus den östlichen Lehren entwickelt haben, steht der Umgang mit dem Ki, Qi oder Chi, der Energie, im Zentrum ihrer Behandlungen. Und für sie gilt: Nichts geht ohne sie.

In diesen beiden konträren Standpunkten scheinen wir uns festgefahren zu haben. Die einen negieren die grundlegende Bedeutung der Energie, für die anderen ist sie grundlegend wichtig. Die Schulmedizin merkt zwar, dass sie für so manche Reaktionen des Körpers keine Erklärung findet, dass sie gerade in den Bereichen, die Geist und Psyche und eben auch die Kraft betreffen, mit chemischen Hilfsangeboten nur wenig ausrichten kann, aber sie sucht auch nicht den Zugang zu dem, was für die Alternativen so selbstverständlich ist. Für sie ist alles unglaubwürdig, nicht beweisbar, in der Vielfalt und auch Ungenauigkeit der Aussagen kaum fassbar, und der Patient, dem die Schulmedizin von Kindheit an vertraut ist, wird sein Heil kaum bei den Alternativen suchen. Erst wenn der Körper sich den gewohnten Behandlungen widersetzt, wenn Krankheiten sich verschlimmern, wenn man auch bei der Schulmedizin Hilflosigkeit diesem Zustand gegenüber spürt, wechselt man in das andere Lager über. Und auch da oftmals nur mit mäßigem Erfolg. Der Patient wird so in seiner Verzweiflung alleingelassen. Und nicht selten ist er verloren.

Und genau dieses darf in unserer Gesellschaft nicht zu einem Dauerzustand werden. Es geht ja um etwas, was eigentlich selbstverständlich in unserem Denken vorhanden ist. Wir wissen aus unserem Alltag: Ohne Energie geht gar nichts. Und auch nicht in unserem Körper. Und erst, wenn dieses als Grundgedanke erfasst wird, wenn es in den wissenschaftlichen Fokus gerät, kann die Sprachlosigkeit aufgehoben werden. Dann würden die alternativen Erfahrungen interessante Aspekte liefern, und die Schulmedizin könnte sich ernsthaft mit den Ergebnissen der alternativen Behandlungen auseinandersetzen. Und natürlich könnte sie ihr überaus großes und differenziertes Wissen einbringen. Sie allein besitzt die Einrichtungen, in denen geforscht und wissenschaftlich belegt werden kann. Sie allein bestimmt die Art und den Weg der möglichen Behandlungen und regelt auch die Bezahlung. Die Schulmedizin ist die Schaltstelle für unsere Gesundheit. Auf dem Weg ist sie schon, möchte weniger Medikamente verordnen, weist den Menschen auf seine Verantwortung für sich selber hin durch ein bewusstes Umgehen mit seinem Körper. Aber ein Begründen, worauf dieses Gesundsein beruht, findet nicht statt. Noch bleibt es im Vagen stecken.

Und genau im Zusammenführen beider Bereiche, der energetisch-physikalischen und der chemischen, ist allein die Gesamtschau des Körpers zu finden. Im Körper geht das Eine nicht ohne das Andere. Beide

Bereiche arbeiten selbstorganisiert perfekt zusammen in allen Körperfunktionen und bilden mit unserem Bewusstsein die Persönlichkeit aus. Und endlich könnte auch das erforscht und behandelt werden, was bislang kaum fassbar war: die Kraft, die Psyche und vielleicht auch die Seele. Wäre das nicht eine bedenkenswerte Option?

Und so wende ich mich vor allem an Sie, werte Doctores. Ohne Sie geht es nicht. Ohne Sie wird sich nichts grundlegend ändern. Und nehmen Sie meine Ansprache an Sie als Ausdruck meiner Bitte um Verantwortung. Es geht um Wissen und um Menschen, beides muss zusammenkommen. Denn erst wenn Sie den Menschen einen erweiterten und begründeten Weg zu ihrer Gesundheit aufzeigen, können diese ihn selbstverantwortlich gehen. Der Zufall darf bei der Gesundheit keine Rolle mehr spielen.

Meinen Beitrag sehe ich allein darin, zum Nachdenken anzuregen. Entscheiden muss jeder für sich. Doch meine Erfahrungen und Gedanken könnten Ausgangspunkt sein für ein Verstehen-Wollen dessen, was uns bislang weitgehend unbekannt war. Und sie könnten das Interesse anstoßen, sich mit wissenschaftlichen Grundlagen auseinanderzusetzen und sie fortzuführen. Das wünsche ich mir.

Einleitung

Ja, ich hatte es einfach, mich dem „anderen Denken"
zuzuwenden. Mit dem Ausspruch „Gehen sie! Gehen
Sie irgendwohin, aber gehen Sie!" entfernte mich der
Herr Professor nicht nur aus seinem Ordinationszim-
mer, sondern auch aus dem Gedankengut der Schulmedizin. Und so brauchte ich nur zu warten, dass von
irgendwoher Feen auf mich zutraten, die mir versi-
cherten, dass ich mit Hilfe ihres Zauberstabes geheilt
werden könnte. Und schwupps – war ich gesund.

Es schien mir fast so zu sein.

Zuerst einmal war ich fassungslos. Denn nach fast 50
Jahren verzweifelten Suchens nach den Ursachen
meiner ständigen Zusammenbrüche, eines mühsa-
men Lebens am Rande des Abgrundes, nach unendlich scheinenden Konsultationen der unterschiedlichsten Ärzte stand ich völlig hilflos auf der Straße.
Den Termin bei dem Herrn Professor der Medizinischen Hochschule hatte ich mir selber besorgt, er war
der Strohhalm, an den ich mich noch klammerte. Ich
fragte nach der Milz als Ursache und ob man daran
etwas messen könnte. Und schon war ich wieder
draußen auf der Rutschbahn nach unten, denn mein
Körper baute meine Kraft nicht mehr auf. Die ich verbraucht hatte, war weg, und so wurde ich täglich
kraftloser, matter, hilfloser. Das Ende war vorherseh-
bar.

Wo war „irgendwohin"? Ich hatte einmal gehört, dass
es eine Sichtweise des Körpers geben sollte, die

„anders" war als die der Schulmedizin und auf der Heilung beruhen könnte. Den Gedanken, dass die Schulmedizin von dieser Sichtweise nichts wissen konnte, bzw. sie zwar kennen aber nicht nutzen würde zum Wohl der Patienten, tat ich als unglaubwürdig ab. Das konnte nicht sein. Also verfolgte ich diesen Weg nicht. Damals, um die 90er Jahre herum, war es auch äußerst schwierig, sich Informationen zu besorgen. Die „Alternativmedizin" war als solche noch kaum benannt und ihre Vertreter, scheel angesehen von den ernsthaften Medizinern, bestritten Randpunkte des Gesundheitswesens, und von einigen sprach man nur mit vorgehaltener Hand. Nein, denen konnte ich eine grundlegende Heilungsmöglichkeit nicht zutrauen. Aber die Schulmedizin hatte mich ausgesondert. Was sollte ich tun?

In der Analyse meiner körperlichen Reaktionen hatte ich festgestellt, dass ich zwar jegliche, auch kraftfordernde Arbeit leisten konnte, aber wenn sie kumulierte, streikte mein Körper und brauchte lange, um wieder aufzutanken. Da das im Berufsleben gekoppelt mit häuslichen Pflichten nicht zu umgehen war, hatte mein Körper nie die Kraft zur Verfügung, die anscheinend andere Menschen hatten. Aber wie der Unterschied war, konnte ich nicht wissen und nicht durch Zahlen belegen, denn Messungen des Kraftpotentials im Körper gab es nicht. Fehlende Kraft wurde mit gestörter Psyche begründet.

Ich war in einem Techniker-Haushalt aufgewachsen und musste, obwohl meine Interessen auf ganz anderen Gebieten lagen, notgedrungen die Gespräche anhören, die Vater und Bruder miteinander führten. Und auch wenn mich ihre Gedankengänge kaum erreichten, begriff ich doch einige grundlegende Aussagen: „Man muss nach den Ursachen forschen. Nichts geschieht nur irgendwie, alles hat seinen Ursprung, jegliches technische Handeln ist durch Gesetze der Physik begründet."

Wenn ich die Fehlleistung meines Körpers danach einordnete, befand sich mein Kraftabbau eindeutig im Bereich der Physik. Und ich teilte meinen Körper gedanklich in zwei Bereiche: den chemischen und den physikalischen. Den chemischen ordnete ich der Schulmedizin zu, aber wo sollte ich den für die Physik in meinem Körper finden? Hilflosigkeit auf ganzer Strecke. Und dabei dachte ich den verwegenen Gedanken: „Jede Batterie kann man aufladen, und wenn der Körper so etwas wie eine physikalische Batterie ist, müsste man ihn doch auch aufladen können." Wenn – dann. Wenn die Gesetze der Physik im Alltag gelten, dann auch umfassend und übertragbar auf jegliche Form des Lebens. Dieses zu denken war gleichzeitig ungeheuerlich wie auch nachvollziehbar. Irgendwie. Und so ließ ich mich nicht abbringen von dem Gedanken, dass ich einen physikalischen Körper haben könnte. Und dass meine Schwäche in diesem Bereich begründet sein müsste, ließ mich suchen. Und was ich fand, war der allumfassende, unser gesamtes Leben begründende Urzustand: die Energie.

Energie

Was mich betrifft

Mein Leben mit meiner Suche, mit dem was ich fand an Irrwegen und schließlich in einem umfassenden Gesundwerden, habe ich in dem Buch „Gehen Sie irgendwohin – Burnout der Medizin oder Wie Physik heilt", herausgegeben 2017 im Hottenstein-Buchverlag, beschrieben. Und auf dem Weg der Recherche habe ich auch die Ursache gefunden: meine Frühgeburt. Ich bin eben zwei Monate jünger als es im Personalausweis steht, dachte ich, und die Zeit werde ich doch wohl aufgeholt haben. Dass das ein grundlegender Irrtum war, habe ich erst jetzt begriffen, am Ende meines Lebens. Und dass in diesen letzten beiden Monaten der Reife im Mutterleib Entscheidendes für den Ausbau der Kraft geschieht und die Kinder erst dadurch gesichert ins Leben starten können, ist weitgehend unbekannt. Wir waren nach unserer Geburt dem Tod näher als dem Leben. Meine Zwillingsschwester gab ihr Leben gleich auf, ich überlebte mühsam und nur durch den unbeschreiblich mühseligen Weg der Fürsorge meiner Mutter. Ein anrührendes Schicksal.

So werden es viele lesen. Für mich ist aber nicht das der Grund, geschrieben zu haben. Es ist die Erkenntnis, die daraus erwachsen ist, wie sehr die Energie das Zentrum unseres Lebens und damit auch unserer Gesundheit ist. Ich bin auf den Gedanken gestoßen worden, weil sie mir fehlte. So ist es im Bereich der Gesundheit allgemein: Erst wenn ein Organ schmerzt, wissen wir, dass wir es haben. Und Energie zu haben, ist dermaßen selbstverständlich, dass wir sie gedankenlos verbrauchen. Und sollte sie einmal mucken, „tanken wir unseren Akku eben wieder auf". Wir relaxen, treiben Sport, stellen unser Essen um. Und irgendwie wird es wieder. Oftmals. Nicht immer.

Ich wage also einen neuen Ansatz mit diesem Buch und gebe ihm den provokant wirkenden Titel „Werte Doctores ! Über die Chance, anders zu denken". Nein, ich will nicht generell kritisieren, das steht mir nicht zu, denn ich nutze ja auch dankbar die Angebote, die in unserem Gesundheitswesen geleistet werden. Aber ich habe beide Seiten kennengelernt und dabei auf der Seite der Schulmedizin das erfahren, was ich nicht für möglich gehalten hatte: Hilflosigkeit durch ein lückenhaftes Wissen, oberflächliche Behandlung, falsche Diagnosen, Abwehr und leider eben auch fachliche und menschliche Inkompetenz. Und auf der alternativen Seite entscheidende Hilfe zum Gesundwerden und Einblick in grundlegende Vorgänge meines Körpers. Beide so gravierende Erfahrungen haben mich natürlich fragen lassen, warum eine solche Trennung vorhanden ist, warum überhaupt zwei so unterschiedliche Sichtweisen auf ein und denselben Körper existieren. Vor allem aber, warum sie sich so abwehrend, geradezu feindlich gegenüberstehen. Die Antwort, die ich aufgrund meiner Beobachtungen gefunden habe, lautet: Man weiß zu wenig voneinander. Genauer gesagt: Die Schulmedizin weiß zu wenig von den grundlegenden Gedanken der Alternativen. Von deren Erfahrungen, ihren Rückschlüssen. Es wird schon im Vorfeld abgeblockt und die Chance nicht genutzt, diese anderen Gedanken überhaupt verstehen zu wollen. Dabei kommen in der Schulmedizin immer stärker wesentliche Gedanken auf, die in Richtung „alternative Vorsorge" gehen, auch der Ansatz der „Selbstheilungskraft" gehört dazu. Aber sie grundlegend zurückzuführen auf die „andere" Sichtweise des Körpers und darin weiter zu forschen, findet nicht statt.

Meine Erfahrungen sind so eindeutig und so positiv, dass ich auf die Chance verweisen möchte, die darin besteht, endlich einmal diese „andere" Sichtweise in Augenschein zu nehmen. Endlich einmal heißt: den hanebüchen wirkenden Krieg zwischen der Schulmedizin und den Alternativen ad acta zu legen und sich ernsthaft Gedanken zu machen über die umfassende Grundlage unseres gesamten Seins. Wenn ich es nicht so eindeutig positiv erlebt hätte, würde ich mich nicht getrauen, darüber meine Gedanken zu äußern. Ich bin ein Laie in Gesundheitsfragen, aber ich bin eine Erleidende. Und alle die, die erleiden, müssen gehört werden. Und im Sinn, ihre Gesundheit wieder herstellen zu wollen, müssen alle Möglichkeiten ausgeschöpft werden und nicht nur die, die für die Schulmedizin maßgeblich sind. Die verfestigten Ansichten, die eine andere Sichtweise ausschließen, verhindern auch unendliche Chancen für viele Erleidende. Mir hat das physikalische Einwirken auf meinen Körper nicht nur meine Kraft wieder aufgebaut, sondern mir auch eine umfassende Gesundheit geschenkt. Und so wie ich die Physik gedanklich erst aus meinem Körper herausrechnen musste, um ihr Wirken zu begreifen, weiß ich doch, dass unser Körper eine Einheit ist von Physik und Chemie, dass das eine nicht ohne das andere wirken kann. Genauer gesagt: Ohne Energie findet keine chemische Reaktion statt. Und wenn der Energiefluss gestört ist, wodurch auch immer, zeigt das eine Auswirkung in der chemischen Reaktion. Der Mensch wird krank. Und so ist zu erklären, dass über den Aufbau der Energie auch die chemische Reaktion wieder in Ordnung kommt. Das „andere Denken" ist zu einfach, um es leichtfertig zu ignorieren.

Nun schreibe ich als Laie, weder als Mediziner, noch als Physiker oder Chemiker, gegen eine gewachsene tradierte und festgelegte Meinung an: gegen unser mit der Pharmazie verzahntes Gesundheitswesen. David gegen Goliath. Ich kann auch nur das beschreiben, was ich erfahren habe, und was ich durch das Lesen von der mir möglichen Literatur ergänzen kann. Das ist sehr wenig, wenn man den gesamten Komplex betrachtet, aber auch viel und entscheidend im Verhältnis zu dem, was im Gesundheitswesen ignoriert wird.

Und da ich seit Jahrzehnten beobachtet habe, wie sich die Schulmedizin nur im Schneckentempo in Richtung eines anderen Denkens fortbewegt und eigentlich nur dann, wenn sie durch besondere Ereignisse dazu gedrängt wird, denke ich voller Verzweiflung - nein, nicht nur Mitgefühl - an alle die, denen dadurch die Chance genommen wird, an ihrer Gesundheit effektiv zu arbeiten. Und damit wende ich mich auch an alle Leser, sich selber die Chance zu geben einzusteigen. Denn wenn man weiß, was wie im Körper wirkt, kann man auch gezielt damit umgehen. Und sich über die Selbstheilungskräfte grundlegend aufzubauen bedeutet, dem Körper in seinem System Nahrung zu geben und ihm zu helfen, seine Arbeit zu verrichten. Denn eines kommt dem entgegen: Der Körper trägt in sich ein geschlossenes System der Selbstheilung und braucht nichts anderes als Energie, um seine

Arbeit selbstbestimmt auszuführen. Helfen wir ihm dabei.

Wer sich mit der Energie in der neuesten Forschung der Quantenphysik beschäftigt, dem wird klar, dass wir nichts voneinander trennen, nichts separieren dürfen. Alles hängt mit allem zusammen und ist durch die Energie miteinander verbunden. Übertragen bedeutet das für jeden von uns, in dieser Einheit zu denken und miteinander verantwortlich zu handeln, der Patient mit und für sich und für seine Lieben, aber in der Kommunikation mit dem Arzt und allen, die im Gesundheitswesen helfen können.

Eigentlich wäre damit schon alles gesagt. Die Grundaussage ist festgelegt. Warum möchte ich aber noch detailliert einsteigen und ein ganzes Buch damit füllen? Dazu gibt es viele Gründe:

Es gibt kaum einen Bereich im menschlichen Alltag, der so versprengt agiert, so uneinheitlich, so wenig erforscht und darum so unbekannt ist wie die Heilformen, die „neben" der Schulmedizin existieren. Und in der Schulmedizin tauchen so viele Unwägbarkeiten auf, die uns verunsichern und uns dieser Medizinarbeit gegenüber skeptisch werden lassen. Rundum ist Unsicherheit vorhanden. Von „Alternativen" wissen wir. Aber wer gehört dazu? Welche der Alternativen gelten als seriös, welche sogar als gefährlich? Auf welcher Grundlage „heilen" sie? Was ist von solchen angepriesenen „Wundern" zu halten? Und dann schleicht sich noch ein Begriff ein, der bislang unbekannt war und jetzt so etwas wie Seriosität vermitteln soll: Quantenheilung.

Wir haben in der Zwischenzeit den Begriff „Quanten-physik" wahrgenommen. Aber was der mit uns und unserer Gesundheit zu tun haben soll, ist uns schlei-erhaft. Wieder so ein nebulöser Begriff, den wir nicht zuordnen können. Der mischt nun auch noch die un-überschaubare Gruppe der Alternativen auf. Sollten wir uns nun einem Quantenheiler eher anvertrauen als einem Vertreter der Reiki-Zunft? Können wir si-cher sein, dass wir bei einer Quantenbehandlung nicht einem Scharlatan auflaufen, vor dem z.B. bei Reiki schon fast automatisch gewarnt wird? Und überhaupt: Wie heilen die? Mit den Händen? Nur mit den Händen? Wer kann sich das schon vorstellen.

Geben Sie es zu: In diesem verschwommenen Chaos kann sich kaum einer zurechtfinden. Und diese Ver-stehenslücke möchte ich wenigstens teilweise zu schließen versuchen. Ich kann mich dabei nur auf meine Erfahrungen verlassen – und die sind vielfach erprobt – und auf die Autoren, die einen weit größe-ren Horizont an Wissen haben, als ich. Beide Ebenen versuche ich zu verknüpfen und gegenseitig abzufra-gen: die gelebte Erfahrung mit der erfahrenen Wis-senschaft. Ihnen, den Lesern, erspart das vorerst das mühsame Suchen und auch Lesen von Büchern. Und ich muss zugeben: Die Quantenphysik, besonders die, die sich mit dem Menschen beschäftigt, ist funkelna-gelneu und steht erst am Anfang ihrer Erforschung. Und es wird sich im Laufe der Zeit noch manches kon-kretisieren, was heute noch nicht vollständig erklär-bar ist. Und so perfekt wie die Schulmedizin sich ent-wickelt hat und in Analysen über jegliche Form der chemischen Reaktionen Auskunft geben kann, fehlen ihr noch jedwede Erkenntnisse über die Einwirkung der Energie auf den Körper. Und nur dann, wenn diese beiden Bereiche zusammengeführt werden in einer gemeinsamen Erarbeitung, wird diese andere Sichtweise überzeugen können.

Wann wird das sein? Wieviel Wasser wird noch den Rhein hinunterfließen müssen, ehe sich diese beiden Wissenschaften gegenseitig befruchten?

Ich denke, es ist „opportun", nicht darauf warten zu wollen. Und weil ich es für mich als aufschlussreich empfand, mich grundlegend zu informieren, aber auch Einwirkungen in der Gesellschaft abzufragen, möchte ich das auch bei meinen Ausführungen hier tun. Und so fange ich an mit einem Exkurs in die Geschichte.

Energieheilung in der Geschichte

Um zu verstehen, warum gerade wir dieses nicht wissen, warum gerade wir im so klugen Abendland auf die Energie in unserem Körper keinen wesentlichen Gedanken verschwenden, möchte ich einen Ausflug in alte Zeiten und weit entfernte Länder unternehmen.

Bekannt wurde bei uns die chinesische Medizin erst in der zweiten Hälfte des letzten Jahrhunderts. Und wir erfuhren, dass seit Tausenden von Jahren sich in China eine eigene Sicht des Menschen in Bezug auf seine Gesundheit entwickelt hat. Sie basiert auf der ganzheitlichen Betrachtung des Menschen und bezieht ihn ein in die ihn umgebende Natur, die nach gleichen Gesetzen funktioniert. Der Mensch lebt demnach in der Polarität und in der Spannung der

Gegensätze Yin und Yang, Materie und Energie, und bezieht die fünf Elemente Wasser, Feuer, Holz, Metall und Erde ein, denen bestimmte Wirkungen auf den Menschen zugeschrieben werden. Alles muss in einem Gleichgewicht gehalten werden, und um diese Harmonie zu erreichen, werden Meditation und Bewegungen wie Qi Gong und Tai Chi, sowie pflanzliche Präparate eingesetzt. Und auch Akupunktur.

Wir neigen dazu, diese uns ferne östliche Tradition abzulehnen, weil sie sich mit unserer fortschrittlichen Medizin nicht kompatibel zeigt. Nun haben aber Mediziner aus dem Westen auf ihren Besuchsreisen nach China mit eigenen Augen sehen können, wie durch ein Nadelsetzen Patienten schmerzfrei operiert werden konnten. Und nun kam man nicht mehr darum hin, vielleicht doch nicht Wunder oder Humbug darin zu erkennen, sondern eine ernsthafte Form der Heilung. Seitdem bieten unsere Ärzte durchaus Akupunktur an und Krankenkassen bezahlen manche Therapie. Und dass Vertreter der Alternativ-Berufe wie Homöopathen und Heilpraktiker eigene Diagnose- und Behandlungsverfahren benutzen oder Chiropraktiker und anverwandte Berufe durch manuelle Tätigkeit auf den Körper Erfolge erzielen, macht unsere Behandlungslandschaft vielfältiger.

Was die Energie im Körper aber zum Wirken bringt, wird auch in der chinesischen Medizin uns nicht deutlich. Wir erkennen ein Prinzip, das anders ist als unseres, wir sehen, dass im Gegensatz zu uns der Mensch als Ganzheit einbezogen ist, aber wir mit unserem analytischen Verstand wollen uns lieber mit dem abgeben, was wir mit den Augen sehen und mit den Händen begreifen können. Und somit können wir die Organe und ihre Reaktionen bis in kleinste Einzelheiten beschreiben. Die Energie fällt dabei völlig raus, die ist nicht sichtbar, und eben auch das, was die Gesundheit belasten könnte wie Gefühle, Gedanken, Empfindungen. Wir wissen, dass sie einen Einfluss haben, aber nicht warum und wie das im Körper zusammenhängen könnte. Obwohl: Die alten Ägypter sahen in der Milz den Sitz der Melancholie. Noch so ein Gedanke, der uns fremd ist.

Dass wir Akupunktur und Akupressur in unser medizinisches System aufgenommen haben, dass wir dabei sind, in einer neuen Sichtweise die Faszien zu erforschen, hängt mit Sicherheit damit zusammen, dass sie wenigstens ansatzweise mit unseren Vorstellungen von Wirkungen im Körper erklärt werden können. Da sind Leitungsbahnen, die wir zwar nicht sehen, die aber vielleicht wie Reizleiter funktionieren. Nervenbahnen sind uns nicht unbekannt. Wie die Chinesen aber auf die 361 Akupunkturpunkte kommen, die beim Anstechen ihre Wirkung der Blockadenlösung betreiben, bleibt uns ein Rätsel. Aber Erfahrungen bestätigen durchaus ihre positive Wirkung, und so weiß so mancher Skeptiker nicht, was er davon halten soll.

Aber bleiben wir bei unserer Medizinlandschaft. Wir basteln seit hunderten von Jahren an unserer Medizin herum und das mit großen Erfolgen, was uns von der Richtigkeit unserer Medizin überzeugt. Der Mediziner genoss schon im Mittelalter ein besonderes Ansehen. Er sprach gelehrt und gab sich den Anschein eines würdigen Vertreters seiner heilenden Zunft, auch wenn sein Handeln oftmals im Aderlass steckenblieb. Seine Diagnosen entnahm er der Farbe und dem Geschmack des Urins, und Abführmittel trieben das Böse aus dem Körper. Aber ihm oblag die Gewalt über Leben und Tod und wenn der Tod nicht aufzuhalten war, war es eben göttlicher Wille, und der Herr über Leben und Tod hat den Kranken zu sich geholt an seine Seite, umgeben vom Wohlklang der Engelschöre. Was also wollte ein Mensch noch auf den Niederungen der Erde? Dass diese Erde ihm hätte Heilpflanzen zur Verfügung stellen können, dieser Gedanke wurde dem Menschen bald ausgetrieben. Mit bestialischem Einsatz wurden die Kräuterweiber als Hexen verbrannt und eine natürliche Heilung als Teufelswerk gebrandmarkt. Der Stand des Apothekers war damals gepflastert mit Unwägbarkeiten, denn wenn sein Wirken in Richtung der Alchemie gerückt wurde, hatte auch er kein sicheres Leben zu erwarten.

Doch dann nahm das Mittelalter mit dem 30-jährigen Krieg ein Ende und die Neuzeit begann sich zu formieren. In erster Linie war es die Wissenschaft, die Flügel bekam. Nein, es waren eher die Äpfel, die im Garten vom Baume fielen, immer von oben nach unten. Überall. Auch im Garten von Woolsthorpe, in dem Isaac Newton einen Zwangsurlaub verbrachte. Ihm fiel diese Gleichförmigkeit auf und er entdeckte darin ein Gesetz, nämlich das der Erdanziehung. Und nicht nur das der Äpfel, sondern auch des Mondes. Ab dann warfen sich die Wissenschaftler die Bälle zu und alles auf der Welt wurde gesetzmäßig erfasst. Natürlich nicht gleich und bei manchem hinkt man heute noch hinterher. Aber es begann das Zeitalter der Wissenschaften und somit auch das der Medizin. Besonders im 19. Jhdt. wurden Stoffe gefunden und entwickelt, die Epidemien eindämmten und vor allem die

Kindersterblichkeit senkten. Man konnte in den Körper hineinschauen, ohne ihn zu zerschneiden, man konnte mit dem Mikroskop kleinste Erreger erkennen und sie über natürliche und chemische Produkte bekämpfen. Und es zog Sauberkeit in die Krankenhäuser ein. Wirklich ein Fortschritt zum Wohle der Menschheit.

Das 19. Jahrhundert hat viele Mediziner experimentieren lassen. Und wenn die Wissenschaft sich in anderen Bereichen entwickelte, hat man diese Erkenntnisse durchaus auch in Heilsysteme eingebaut.

Der Vorreiter dieser Vertreter war Franz Anton Mesmer (1734 – 1815). Er machte sich uraltes Wissen zunutze, das des Heilens durch Körperkräfte, das in allen Kulturen praktiziert wurde. Unsere Erde ist in die Spannung der Polarität eingebettet, so sagte es die neue Wissenschaft. Und es war Mode geworden, in allen Bereichen den Magnetismus zu entdecken und zu messen. Auch beim Menschen unter Zuhilfenahme von Magneten. Aber erst als Mesmer bei einem Aderlass entdeckte, dass die magnetische Kraft auch durch seinen Körper wirkte, schloss er daraus, dass der Mensch selbst in der Polarität lebt und sein Körper alle Merkmale eines in sich geschlossenen magnetisch wirkenden Systems aufweist. Von da ab heilte er nur noch mit den Händen und nannte sein Verfahren den „Animalischen (seelischen) Magnetismus". Von Elektrizität in unserem heutigen Sinn sprach man damals noch nicht. Aber Luigi Galvani, ein italienischer Arzt (1737 – 1798), hatte entdeckt, dass Säuren, Laugen und in Wasser gelöste Salze eine Spannung aufbauen und chemische Reaktionen hervorrufen. Ab da wurde bis heute „galvanisiert", auch zum

Nutzen von medizinischen Geräten und Implantaten. Der Grundgedanke dieser Erkenntnisse entwickelte sich zu einem wesentlichen Bestandteil technischen Geschehens. Denn er führte auch zur Erfindung der Batterie, einer durch chemische Reaktionen Strom erzeugenden heute in vielfältiger Form genutzten und nicht mehr wegzudenkenden technischen Errungenschaft.

Galvani hatte zwar die grundlegende Wirkweise auch unseres Körpers entdeckt, aber dieses als Grundlage eines Heilgeschehens zu verfolgen, fand nicht statt. Stattdessen gelang Mesmer ein kometenhafter Aufstieg. Er wurde weltweit mit seinem „Heilmagnetismus" bekannt und fand Anerkennung in höchsten Kreisen.

Jedoch nicht überall und eben auch nicht in den Gremien der medizinischen Wissenschaften. Es wechselten sich Zeiten der Ablehnung und Befürwortung ab, und teilweise wurde das Heilen durch Handauflegen schlichtweg verboten. Eine kontroverse Sichtweise mit entscheidenden Folgen war damit von Anfang an vorprogrammiert.

In Deutschland, allem voran in Bayern, wurde diese Behandlungsweise sehr erfolgreich eingesetzt, kam dann auch in Krankenhäusern zum Einsatz, wo sie von Ärzten praktiziert wurde, und gelangte schließlich an die Universitäten in die Ausbildung. Aber eben nur teilweise.

Ich besitze einen „Bilz". Kaum jemand wird damit etwas anfangen können. Es ist ein fast 2.000 Seiten starkes Buch im Jugendstil-Einband und eben auch zu dieser Zeit in Leipzig erschienen. Zu Beginn des Buches ist eine Seite eingeschossen mit Medaillons von 40 „hervorragenden Vertretern und Förderern der Naturheilkunde Deutschlands und Amerikas", alle gruppiert um die beiden großen Bildnisse von Kneipp und Bilz. Darunter sind fünf Frauen, zumeist Vertreterinnen ihrer Zunft in Amerika.

Friedrich Eduard Bilz (1842 – 1922) war Naturheilkundler und Lebensreformer und galt als Vater der volkstümlichen Naturheilkunde. Seine Bücher erzielten eine Auflage von etwa 3,5 Millionen und wurden in zwölf Sprachen übersetzt. Er, der einfache Weber, kam durch die Erfahrung einer Pockenepidemie mit dem neu gegründeten Verein für Gesundheitspflege und Naturheilkunde in Berührung. Selbst einmal schwer krank gewesen, erkannte er den Sinn dieser Heilformen, probierte viele an sich selber aus und eignete sich damit nicht nur ein fundiertes Wissen, sondern auch eine naturorientierte Weltanschauung an. Da ihm medizinische Bücher zu gelehrt und mit fremdsprachigen Ausdrücken gespickt für den normalen Bürger nicht verständlich genug waren, schrieb er seinen „Bilz", wie das Buch im Volksmund benannt wurde, in verständlicher Sprache. Er stellte in einfachen Erklärungen komplizierte Sachverhalte dar und gab Heilempfehlungen, die in jedem Haushalt praktiziert werden konnten.

Bilz kaufte 1892 in Radebeul ein Anwesen und richtete dort ein kleines Sanatorium für 15 Patienten ein. Da dieses Haus bald zu klein wurde, kaufte er mehrere Anwesen dazu und konnte somit ein großes Sanatorium eröffnen. Der Grundgedanke seiner Heilungen waren neben der Anwendung naturheilkundlicher Verfahren die Bewegung an Licht, Luft und Sonne. Ob ihm bewusst war, dass die alten Ägypter bereits durch die Sonnenbestrahlung heilten, oder ob auch die Forderung von Florence Nightingale (1820 – 1910) nach einer heilfördernden Umgebung ihn inspirierten - wichtig ist, dass in den Jahren vor und nach 1900 sich wesentliche Gedanken zur Heilung mit natürlichen Verfahren entwickelten. Anzumerken sei noch, dass Bilz die Urform der Brause entwickelte, die „Bilz-Limetta", da seiner Meinung nach die im Obst enthaltenen Mineralsalze und Fruchtsäuren gesundheitsfördernd seien und der Fruchtzucker seine Energie direkt an das Blut weitergäbe.

Mit Energie zu heilen, war sein Grundgedanke. Und so widmete er in seinem Buch 66 Seiten direkt dem Magnetismus. Seinen Anweisungen für die Behandlung einzelner Krankheiten fügte er Dankesschriften hinzu, die belegen sollten, dass so Krankheiten auf einfache und direkte Weise verschwunden sind, nachdem die Patienten lange Zeit von Ärzten erfolglos behandelt worden waren. Da diese Schriften einen unterschiedlichen Sprachduktus aufweisen und mit Namen und Ort versehen worden sind, ist anzunehmen, dass sie nicht geschönt werden konnten.

Als Mittel des erfolgreichen „Magnetisierens" propagierte er die Gegenüberstellung von Patient und Magnetiseur (einesteils weil der Austausch der Energie kompatibel sein sollte, anderenteils weil die besondere Art der Handhaltung wichtig sein würde) als Grundlage, dann die Berührung mit der Hand, mit dem Wort, dem Hauch und dem Blick. Auch dem Magnetisieren des Wassers (ein In-den-Händen-Halten oder Anhauchen eines Wasserglases, um danach dieses Wasser schluckweise zu trinken), maß er eine große Bedeutung zu. Wie grundlegend er dabei dachte, ohne es wissenschaftlich erklären zu können, wird in einem späteren Kapitel Thema sein.

Am Ende des 19. Jahrhunderts war man sich nach so vielen exakten Prüfungen sicher, dass dieser Art der Heilung eine glanzvolle Zukunft beschert sein würde. Schopenhauer sagte dazu: „Wer heutzutage die Einwirkung des Magnetismus bezweifelt, ist nicht ungläubig, sondern unwissend zu nennen". Bilz selbst war von der sich selbst heilen könnenden Menschheit so sehr überzeugt, dass er einen Zukunftsroman von 1.130 Seiten verfasste. Er spielte im Jahr 2048 und Bilz sah darin seine politischen, gesellschafts- und lebensreformerischen Ideale verwirklicht. Und er meinte: „Die magnetische Heilweise dürfte einst die einzige Heilweise der Zukunft werden." Wie so oft kommt es anders als gedacht. Und heute sind wir mehr denn je von dieser Überzeugung entfernt. Der Bilz ist in Vergessenheit geraten.

Energiebehandlung heute

Trotz aller Sicherheit und Euphorie stellte doch auch Friedrich Eduard Bilz resigniert fest, dass der materialistische Gedanke wohl die Überhand gewinnen würde. Und ihm setzten die wissenschaftlich ausgebildeten Mediziner zu, so dass er schrieb: „Wissenschaftliche Ärzte haben sich noch wenig mit dem Magnetismus beschäftigt, sondern es bequemer gefunden, ihn als Schwindel zu bezeichnen; allein das Wahre findet immer seinen Weg, und liegen diese wunderbaren Kräfte noch in Laienhänden, so kann man sie doch nicht mehr lange ignorieren."

Inzwischen sind darüber rund 120 Jahre vergangen. Und noch immer liegen „diese wunderbaren Kräfte" in Laienhänden, und die Ärzteschaft ordnet sie in Richtung Schwindel und Co. ein. Was also ist in diesen 120 Jahren geschehen?

Der Siegeszug der Medikamente hatte begonnen. Und dass daran J.D. Rockefeller nicht ganz unschuldig war, ist zu belegen. Er, der mit seinen Ölfeldern unermesslich reich geworden war, baute Fabriken, die das Öl verarbeiteten, und damit auch Werke für pharmazeutische Produkte. Für diese suchte er Absatzmärkte, denn alles was neu ist – und Medikamente in Fabriken herzustellen war neu – hat es schwer, bekannt zu werden. So dachte er sich einen ganz legalen Trick aus: Teile seines Vermögens wandelte er in Stiftungen um, deren Zweck er selbst bestimmen konnte. Und er ließ seinen Geldsegen großzügig den Universitäten zufließen mit der Auflage, nur das zu vermitteln, was seinen Produkten dienen konnte. Und da Universitäten grundsätzlich in Geldnot sind und die Lehre kostet und nichts einbringt, hat man schon überlegt, wie man sich ausrichtet. Auf jeden Fall war Rockefellers Ansatz lukrativ – für viele – und dauerhaft – bis heute. Und das nicht nur in Amerika.

Natürlich kamen auch die Kriege dazwischen, in denen reichlich Medikamente gebraucht wurden, und der Gedanke des naturgemäßen Heilens trat in den Hintergrund. Überhaupt entwickelte sich die Partnerschaft Mediziner – Apotheker - Pharmazie zu einer festen Einheit. In den Beipackzetteln standen die

Anwendungsgebiete, und die Medikamente konnten schnell zugeordnet werden. Auch für die Patienten war es ein Gewinn: Sie fühlten sich sicher in der Obhut dieses Dreigestirns. Fragen Sie Ihren Arzt oder Apotheker.

Der eigentliche Boom aber begann nach dem zweiten Weltkrieg. Der Wunsch nach sicherer Behandlung ließ ein Idealbild erstehen, dem Gott in Weiß wagte man nicht zu widersprechen. Und eigentlich schien ja alles so gut zu sein. Die Medizin entwickelte sich stetig weiter, Krankenhäuser wurden nach neuesten Erkenntnissen ausgestattet, es wurde unentwegt geforscht und unentwegt medizinisches Wissen erweitert. Die Solidargemeinschaft zahlte in die Krankenkassen ein, sodass für jeden eine medizinische Versorgung möglich war. Und so haben wir heute das beste medizinische Versorgungssystem der Welt. Welch ein Glück. Und warum ist der eine oder andere unzufrieden mit steigender Tendenz? Warum will ich dieses Buch schreiben?

Es geht um mein Leben, das zu Ende gewesen wäre, wenn ich mich auf die Schulmedizin verlassen hätte. Damals nach dem Krieg schob man die Schwäche und das Kränkeln eines blassen durchsichtig wirkenden Kindes den Hungerjahren zu. Was konnte man da auch groß tun? Es gut versorgen und wachsen lassen, denn sicher wird sich alles irgendwann auswachsen. Schwäche stand nicht auf der Liste der Krankheiten, gegen die man ein Zaubermedikament aus der Apotheke holen konnte. Den niedrigen Hb-Wert haben Frauen eben, sagte mein Internist und verschrieb mir ein Psychopharmakon zum Aufhellen meines Gemütszustandes. Und dass irgendwann in unseren

Landen und immer noch weltweit Gedanken um andere Heilformen existierten – wie sollte ich davon Kenntnis nehmen? Wie sollte ich überhaupt etwas über meinen Körper erfahren, das über die allgemeine Kenntnis der Organe hinausging. Ich fragte den Arzt.

Ich fragte ihn, ob es nicht doch ein Organ sein könnte, vielleicht die Milz, denn ich hätte gehört, dass sie etwas mit Schwäche zu tun haben sollte. Milz. Nein. Wieso? Ich fragte 50 Jahre lang, auch heute noch, um zu erfahren, ob sich in der Beurteilung der Milz Neues ergeben hat.

In den 70-er Jahren hatten sich esoterische Zirkel entwickelt, über die man hinter vorgehaltener Hand munkelte. Esoterik war eine Geisteshaltung und primär nicht mit der Heilung körperlicher Gebrechen in Verbindung zu bringen. In der öffentlichen Meinung war sie etwas für Spinnerte, für Überspannte, davor musste man warnen. Ich hätte auch niemals solche Gemeinschaften aufgesucht, um meine Schwäche beheben zu wollen. Ich ging nur zum Arzt. Und da es kaum Aufklärung gab (wo auch?), nur ab und zu das eine oder andere rosa-lila gefärbte Lotusblumen-Buch mir entgegenleuchtete (was wohl da drin stand!), keine Freundin mir einen Tipp geben konnte, ging ich eben nur zum Arzt, das schien mir die Adresse des Vertrauens zu sein.

Was in der Welt vorging, plätscherte an mir vorbei. Von Magnetismus sprach keiner mehr und damit auch nicht von möglichen Heilungen durch Magnetismus. Einzelne „andere" Verfahren schienen unbedeutend zu sein. Dass überall auf der Welt in allen

Kulturen bei allen Naturvölkern auf eine andere Art geheilt wurde als bei uns in der fortschrittlichen Medizin, war mir bewusst. Aber Voodoo und Co. war wirklich zu weit entfernt, um es auch nur annähernd in Betracht zu ziehen. Von der Chinesischen Medizin hörte man, von den Wundern der Akupunktur, vom Lösen von Blockaden, aber mit der möglichen Behebung meiner Schwäche konnte ich das alles nicht in Einklang bringen.

Genau in dieser Zeit der Unsicherheit anderen Heilungsmöglichkeiten gegenüber, griff eine Amerikanerin Praktiken auf, die sie bei den Indianerstämmen studierte. Sie gab ihr Wissen an Dolores Krieger weiter, die den Beruf der Krankenschwester gewählt hatte und Kranken über die körperliche Pflege und das Verabreichen von Tabletten hinaus helfen wollte. Sie entwickelte dazu eine Methode, die sie „Therapeutik Touch" nannte, eigentlich so etwas wie eine Neuauflage des Mesmerschen „Animalischen Magnetismus", weitergeführt durch Bilz. Seit den 70-er Jahren lehrte sie an der New York University Krankenpflege und gab darin Unterricht auch in „Therapeutik Touch". Krankenschwestern, Krankenpfleger und Ärzte wurden ausgebildet und gingen handelnd in den Krankenhäusern damit um. Der Unterschied zu Bilz ist aber der: Für ihn stand die direkte Behandlung von Krankheiten im Vordergrund und er konnte die Heilungen verfolgen, die durch die Einwirkung der Energie entstanden waren. Das therapeutische Berühren wird, zumindest in Krankenhäusern, aber nur kontemplativ angewandt, also nur als Ergänzung zu der „richtigen" medizinischen Behandlung. Dafür nahm Dolores Krieger noch viele Bereiche mit in ihr

Programm auf, die als Wohlfühlprogramm zum allgemeinen Gesundwerden dienen sollten.

Über den Teich schwappte dieses Verfahren lange nicht, erst in unseren Jahren wird es vor allem in England angewandt, da aber hauptsächlich bei Krebspatienten, damit sie die Nebenwirkungen besser ertragen können. Hier in Deutschland wird es auch in der Palliativbehandlung von ehrenamtlichen Helfern eingesetzt, von Ärzten gebilligt, denn da kann es keinen Schaden mehr anrichten.

In Deutschland kamen in den 70-er und 80-er Jahren die Heilkünste aus dem fernen Osten. Junge Menschen fuhren nach Indien, um dort in angesagten Kreisen das Heil zu finden. Zurückgekehrt brachten sie Aussehen und Bräuche mit und propagierten einen Lebensstil, der uns sehr fern war. Was das mit Heilen zu tun haben sollte, wusste man auch nicht so recht. Doch dieses Guru-Bild hat sich bis heute in uns als Vertreter der unseriösen, ja gefährlichen Heiler-Figur festgesetzt. In dieser Zeit entwickelten sich verstärkt esoterische Strömungen. Der Buchmarkt explodierte. Man experimentierte. Es wurde „in", sich in Zirkeln zu treffen und Praktiken zu entwickeln, die einem das Universum näher brachte.

Von diesen eigenartigen Praktiken hinter verschlossenen Türen blieb bei dem Outsider nur eine vage Vorstellung hängen, die immer noch und grundsätzlich den „Alternativen" anhängt. Da kann nur Unlauteres im Schwange sein. Und wenn dann noch ausgesagt wird, dass damit geheilt werden kann, muss doppelte Vorsicht gelten.

Um dieses Bild zurechtzurücken, möchte ich auch in diesem Buch beschreiben, was ich erfahren habe. Da war nichts von Voodoo und Co., nichts von Unlauterem und Abartigen vorhanden, nur das Staunen über die Wirksamkeit. Und die Feen, die mich heilten, waren ganz normale Frauen und ihre Zauberstäbe waren nichts anderes als ihre Hände.

Mein Einstieg in die Energie-Heilung

Ende der 80-er geschah das, was ich immer vermeiden wollte und doch in der Konsequenz nicht voraussehen konnte. Mein Homöopath hatte mich darauf hingewiesen, dass ich „aus der Substanz" lebte, und dass das für mich gefährlich werden könnte. Unter „Substanz" des Körpers konnte ich mir nicht so recht etwas vorstellen, aber wenn ich es mit dem Überziehen des Kraftpotentials beschreiben würde, meinte ich, könnte das stimmen. Aber wie gefährlich das sein könnte und warum, davon konnte ich mir kein Bild machen.

Nun ist Kraftanstrengung nicht immer zu vermeiden und manchmal kommt mehreres zusammen. Mein Umzug ließ mich zusammenbrechen, und keine Ruhe der Welt baute diese Kraft wieder auf. Im Gegenteil: Nach einer Kur verabschiedete sich dieser Aufbau endgültig. Jeden Morgen wachte ich mit der Energie auf, mit der ich abends schlafen gegangen war. Die natürliche Erholung im Schlaf zur Stabilisierung gab es bei mir nicht mehr. Und so rutschte ich ab, immer weiter nach unten. Meine Hilferufe verhallten. Ich wurde von einem Arzt zum anderen geschickt, von einem Psychologen zum nächsten. Keiner konnte bzw. wollte sich dieses Phänomen erklären. Das kam in der Liste der Krankheiten nicht vor. Jeden fragte ich nach der Milz und nach einem möglichen Zusammenhang zwischen ihr und der Kraft im Körper. Achselzucken. Geballtes Unwissen versteckt in Floskeln. Und schließlich Hinauswurf aus den geheiligten Hallen der Medizinischen Hochschule. Gehen Sie irgendwohin.

Wo ist irgendwohin? Ich war am Ende, wusste nicht weiter und versuchte mich dem Abbau entgegenzustemmen. Es half nichts. Ich rutschte weiter. So langsam verlöschte mit der Kraft auch mein Mut. Nur ein Gedanke ließ mich nicht los: Ich bin doch eigentlich gesund, mir fehlt nichts als Kraft. Und in uns wirkt doch nicht nur die Chemie, sondern auch die Physik. Nicht den Bewegungsapparat meinte ich, mir war klar, dass ein physikalisches Wirken in unserem Körper vorhanden ist. Wir sind warm und leben durch die Energie. Jede Batterie kann man aufladen. Jeden Akku. Den Menschen? Das hätte ich gerne gehabt, aber wie?

Es war Zufall, nichts als Zufall. Ein Kollege drückte mir Bücher in die Hand, verlegen, unsicher, wie ich wohl reagieren würde. Seine Frau Regina hätte ein Heilverfahren entdeckt, das mir helfen könnte. Aber ich sollte erst einmal lesen, ehe sie es mit meiner Zustimmung dann anwenden würde. Die Bücher strahlten mir rosa-lila-lotusblütengeschmückt entgegen. Esoterik! Ich schluckte. Ich schluckte meine Abwehr herunter, denn ich hatte keine Wahl. Ich wollte es wenigstens probieren. Für mich war wichtig, dass ich Regina als bodenständige gebildete Frau kannte. Ihr konnte ich mich anvertrauen. Doch zuerst einmal las ich. Erinnern kann ich mich heute nur an das Buch „Reiki-Kraft" von Paula Horan.

Es war die Sicherheit, die mich vor allem erstaunte. Paula Horan schien von der Reiki-Kraft, über die sie berichtete, vollständig überzeugt zu sein. Rei erklärte sie als Kraft des Universums, Ki als die Kraft unseres Körpers und beschrieb das Zusammenwirken beider Energien in uns. Und es sollte ganz einfach zu handhaben und äußerst wirkungsvoll sein. Sie beschrieb das System der Aufladung in uns (davon hatte ich noch nie etwas gehört) und auch die Wirkung: Die Energieaufladung würde dem ganzen Körper zugutekommen. Es würde sich das Knochengerüst festigen, die Haut würde sich straffen, die Organe würden gesunden, Krankheiten verschwinden, vor allem aber würde die Psyche von ihren Blockaden gelöst und dann würde der Geist sich „transformieren". Was sollte denn das. Alles war mir eine Stufe zu hoch, zu dick aufgetragen, unglaubwürdig. Das konnte doch nicht geschehen, nur weil jemand mir seine Hände auf den Körper legte. Und dann sollte ich mich auch noch selbst heilen können! Aber mir waren diese hehren Ziele egal, ich wollte nichts als Kraft tanken und wieder leben können.

Und dann begann die Behandlung, drei einstündige Sitzungen, eher Liegungen an drei aufeinander folgenden Tagen. Ich wurde von Regina liebevoll in eine Decke gepackt und sie erklärte mir ihr Verfahren: Sie würde beide Hände gleichzeitig auf oder dicht über den Körper legen und sie an 20 festgelegten Punkten jeweils drei Minuten verharren lassen. Zwischen den Handflächen würde sich so ein Energiefeld aufbauen, das die wesentlichen Energiepunkte des Körpers aktivieren würde und die Chakren, die Einstrudelsysteme, anregen, verstärkt Energie anzufordern. Eine Stunde lang glitten so ihre Hände über meinen sich völlig leer anfühlenden Körper. Das Ergebnis: „Eigentlich scheinst du gesund zu sein, nur zwei Organe haben ganz viel Energie angesaugt, das konnte ich an verstärkter Wärme und einem heftigen Kribbeln in den Händen spüren: die Milz und die Leber." 25 Jahre hatte ich nach der Milz gefragt und jetzt kam einfach so der Hinweis: Mit deiner Milz stimmt etwas nicht. Mehr nicht, aber wenigstens das.

Am zweiten Tag meinte ich ein leises Fließen in meinem Körper zu spüren, und am Nachmittag war plötzlich für eine halbe Stunde mein Kopf frei. Der dritte Tag war so wirkungsvoll, dass ich mit wachen Augen und ohne Kopfdruck nach Hause fahren konnte. Unglaublich. Ich schöpfte Hoffnung.

Doch dann kam es anders und dramatischer als geplant. Regina wurde von Paula Horan, eben der Autorin des Buches „Reiki-Kraft", zur Meister-Ausbildung zugelassen. Paula Horan war als Amerikanerin für einige Wochen nach Deutschland gekommen. In dieser Zeit sollte die Ausbildung stattfinden, und so fuhr Regina voller Freude für drei Wochen nach Kaiserslautern. In diesen Tagen brach mein Energiegerüst völlig zusammen und ich konnte mich kaum noch auf den Beinen halten. Wie sollte ich so diese drei Wochen überstehen? Da lud Regina mich nach Kaiserslautern ein, um den 1. Reiki-Grad zu machen. Ich sagte zu und irgendwie kam ich fast blind wegen meiner geschwollenen Augen mit letzter Kraft in Kaiserslautern an. Ich fuhr mit dem Auto, denn sitzen konnte ich noch. Eine Freundin begleitete mich.

Über Reiki

Dieses Kapitel möchte ich für die Leute schreiben, die meinen, dass Reiki etwas ganz Schlimmes ist. Da hat man doch gehört, dass übersinnliche Phänomene verfolgt werden. Dass die treuen Anhänger dieser Lehre sich mit Fähigkeiten schmücken, die das Begreifen eines normalen Hirns übersteigen, dass die Gedanken aus der Realität abwandern in Behauptungen und Wahrscheinlichkeiten, um das Diesseits mit dem Jenseits zu verknüpfen. Natürlich gibt es solche Gruppen. Und wer einmal seine Liebe zur Esoterik entdeckt hat, wird auch vor Reiki nicht haltmachen. Und die 400 Mill. Euro, die laut Allensbach-Umfragen jedes Jahr in Deutschland auf dem Esoterik-Markt ausgegeben werden, stammen nicht von wenigen Vertretern dieser Zunft. Es ist Zeichen der Zeit, der Dominanz der harten Wirtschaftsbranche das seelenhafte Fluidum entgegenzusetzen. Doch wenn wir Reiki dort einsortieren, werden wir uns ganz wichtige Gedanken und Einsichten verbauen.

Meine sind die des Heilens. Zuerst die des Aufbaus meiner Körperkräfte. Und dabei kann ich mich nicht an ein Wort, an eine Handlung erinnern, die nicht erklärbar waren und den Boden der Realität verlassen hätten. Obwohl ich umdenken musste. Das bislang Gelernte reichte nicht aus, um zu begreifen. Mein Horizont in Bezug auf meinen Körper bekam neue Dimensionen. Schwierig ist das, weil man nichts wirklich sehen kann. Man fühlt nur, dass etwas in und mit einem geschieht. Man spürt Veränderungen und die sind real festzumachen in körperlichen Befindlichkeiten. Man spürt, dass etwas in einem lebendig wird, man spürt ein Fließen und natürlich Wärme und Wohlbefinden. Aber man kann es an keinem konkreten Organ festmachen. Die Schulmedizin hat es da einfacher, denn sie hat sich beschränkt auf die sichtbare Materie. Und wenn Vorkommen mit den Gesetzen der Materie nicht erklärt werden können, dann bemüht man doch esoterischerweise Himmel und Erde, weil da vieles passiert, was man nicht erklären kann.

Zuerst einmal hörte ich Paula Horans Erklärungen zu. Und was mich erstaunte, war wiederum ihre Sicherheit, mit der sie die Reiki-Kraft und ihre Wirkungen beschrieb. Für sie, die lange Zeit bei indianischen Heilern zugebracht und sich intensiv mit verschiedensten Heilformen beschäftigt hatte, galt die Reiki-Behandlung als die effektivste aller alternativen Heilungsarten. Den Grund sah sie in der Geschichte dieser Heilform.

Sicher ist, dass seit Tausenden von Jahren Menschen mit besonderen energetischen Fähigkeiten Heilungen zugeschrieben werden. Ob Dr. Mikao Usui (1865 – 1926, Japan) zielgerichtet zum Heiler werden wollte, ist nicht gesichert, wie auch ein bedeutender Teil seines Lebensweges nur unklar nachzuvollziehen ist. Auf jeden Fall ist sicher, dass er nach buddhistischer Lehre nach Vervollkommnung seines Geistes strebte. Er begab sich dazu drei Wochen in ein Buddhistisches Kloster auf den Berg Kurama. Dort erlebte er 1922 den Zustand „Satori", eine Art

Erleuchtung, die er als Licht und ein Durchströmen von Wärme wahrnahm. Und zufällig entdeckte er, dass Schmerzen unter der Berührung seiner Hände verschwanden. Von da an heilte er mit seinen Händen, eröffnete ein Sanatorium und gab sein Wissen an seine Schüler weiter. Diese mussten sich ebenfalls, wie er es getan hatte, über Symbole konzentrieren lernen, um dadurch die Energie in sich zu erhöhen. Usui legte drei Ebenen fest, den ersten und zweiten Grad, mit denen man sich und andere behandeln konnte, und den dritten, den Meistergrad, in dem durch intensive Übungen der Konzentration eine Bündelung der Energie erreicht werden konnte, heute vergleichbar mit einem Laserstrahl. Dieser „Stromstoß" konnte/kann auf den Kranken bzw. auf den, der den ersten oder zweiten Reiki-Grad erwerben will, übertragen werden, löst so im Menschen Blockaden und bildet den Anstoß zu weiteren Heilungen bzw. Energieübertragungen.

Um diese Bündelung der Energie zu lernen, war Regina zu Paula gefahren und erzählte uns von langen intensiven Konzentrationsübungen. In diesem Ablauf war eben auch ein Seminar zur Erringung des 1. Reiki-Grades eingeplant, in dem Paula den praktischen Ablauf vormachen wollte. Davon sollte ich nun profitieren. Paula bestätigte auch das, was ich in ihrem Buch beim Lesen als „zu dick aufgetragen" empfunden hatte, und immer noch war ich skeptisch. Waren wir skeptisch, denn meine Freundin hatte weder körperliche Beschwerden, noch den Wunsch zum Heiler zu werden. Wenn sie schon mal da war, wollte sie das aber auch mitmachen.

Die Stromstoß-Übertragung war nach der verbalen Aufklärung das Zentrum dieser Stunden. Sie wurde an zwei Tagen hintereinander durchgeführt und sollte jeweils in zwei Vierteln des Körpers von oben nach unten die vorhandenen Blockaden lösen. Von der Übertragung merkte ich nichts, kein Erwärmen, keine Erleuchtung. Aber beim Abendbrot fiel mir die erste Veränderung auf: Ich bekam einen Anfall von Heißhunger und stopfte Berge von Nudeln in mich hinein. Und in der Nacht schlief ich lange, tief und fest und wachte erholt auf. Das berichteten auch die anderen Teilnehmer.

Am zweiten Tag wieder ein Stromstoß und danach eine Einführung in die praktische Arbeit des Handauflegens. Und dabei erlebte ich etwas, was ich nicht für möglich gehalten hatte: Ich „sah" die Energiefäden. Sie verbanden meine Finger mit den Füßen des Liegenden. Ich traute meinen Augen nicht, denn natürlich „sah" ich kaum etwas. Ich spürte eher ganz deutlich zehn Stränge, die sich mit den Füßen verbanden, vor allem, wenn ich die Hände nach hinten zog. Da war also etwas, was ich bislang weder gekannt noch vermutet hatte, und doch war es real.

Auf jeden Fall war geschehen, dass mein Körper mit Energie vollgetankt war, so wie ich es mir wie bei einer Batterie vorgestellt, aber nicht für möglich gehalten hatte. Ich hatte in den Händen der anderen tatsächlich eine Steckdose zum Aufladen gefunden. Bei der langen Rückfahrt über schneebedeckte Straßen waren weder die Augen, noch Müdigkeit oder Konzentration ein Problem.

Ich wollte mich aber nicht auf das „Wunder" eines Wochenendes verlassen, und meine Freundin übernahm Paulas Taktik und füllte mich vier Wochen lang fast jeden Tag mit einer Dosis Energie voll. Und obwohl wir keinen empfohlenen Ratschlag der Verinnerlichung, der Ruhe und Besinnung verfolgten, geschah das Unfassbare: So wie mein Körper vorher abgebaut hatte, baute er jetzt auf, jeden Tag ein bisschen mehr an Kraft und Lebendigkeit. Wir wollten wissen, ob das „physikalisch" oder einfach nur „gesetzmäßig" im Körper funktionierte, ohne uns in esoterischen Gedanken zu verlieren. Es funktionierte und mein neues Leben konnte beginnen. In allen Bereichen verspürte ich Verbesserungen und konnte kaum glauben, wie man auch leben konnte ohne am Rande des Absturzes zu vegetieren. Ich konnte wieder kraftvoll arbeiten, durfte mir aber immer noch keine übermäßigen Kraftanstrengungen zumuten. Diese Grenze spürte ich deutlich.

Aber dann kam noch etwas, was ich nicht vermutet hatte: der psychische Absturz. Ich hatte von Paula gehört und gelesen, dass, wenn der Körper sich regeneriert, auch die Psyche stabilisiert wird. Aber das nahm ich nicht ernst, weil ich meinte, Wege gefunden zu haben, mit Belastungen psychischer Art störungsfrei umzugehen. Und ich war ja gesund geworden. Also kein Gedanke daran, dass die Prozesse in meinem Körper auch ohne mein Zutun abliefen. Meine Psyche wollte anscheinend gesund werden, ohne dass ich mein Bewusstsein, mein Wollen darauf richtete. Dass das grundlegende Heilen Schmerzen hervorruft, hatte ich zwar gehört, aber an mir bislang nicht wahrgenommen. Und dass daraus folgernd der Heilungsprozess der Psyche ebenfalls über

Schmerzen geht, ist zwar logisch gedacht, aber wie sollte das praktisch ablaufen? Nun, die Praxis erfuhr ich gründlich und existentiell. Ich rutschte völlig kritiklos in einen Zustand hinein, der mir ein anderes „Ich" zeigte, ein Ich, das mir vom Wesen her fremd war: Aus der bodenständigen kritischen Frau wurde ein Wesen, das Gefühle durchlebte und Meinungen vertrat, die mir nicht entsprachen, die aber früher durchaus mein Leben gefüllt hatten. Ich litt ohne Ende, wurde richtig krank und erkannte nicht den Sinn dieses Erlebens. Ich fühlte mich unendlich schuldig an meinem Zustand und suchte nun bei der Schulmedizin Hilfe. Und die wusste sofort, welche Diagnose meinem Zustand entsprach: „lebenslang schwerkrank" und „nur mit schwersten Medikamenten zu behandeln", nicht als Weg der inneren Auseinandersetzung mit meinen angesammelten psychischen Belastungen. So kämpfte ich ein Jahr lang und plötzlich, von einem Tag auf den anderen, fühlte ich mich gesund.

Und das war ich auch. Mein Schlafen war deutlich besser, aber noch nicht stabil geworden, kleine Reste von Unstimmigkeiten waren noch geblieben, aber ansonsten war und blieb ich gesund. Mein Immunstatus, der mir als Kind und junger Frau ständige Krankheiten und Entzündungen beschert hatte, war nun, da ich in die „alte Hälfte der Lebenszeit" überwechselte, unglaublich stabil geworden. Und damit verbunden war eine offene Zuwendung zu neuen Gedanken und Ideen, die ich kreativ umsetzte. Was war das für ein schönes Lebensgefühl. Wie konnte es sein, dass man zwei so unterschiedliche Leben führen konnte, eindeutig initiiert durch die intensive Reiki-Behandlung, durch nichts anderes als die Hände, die sich auf mich legten und mir die Möglichkeit gaben, Energie anzusaugen. Darüber musste ich mehr wissen. Das ging doch nicht nur mich etwas an. Diese Art des Heilens muss doch in jedem Körper vorhanden sein und auch eingesetzt werden können. Wenn – dann. Doch wo sollte ich Informationen herbekommen, die bodenständig die Vorgänge in unserem Körper beschreiben und die Grundlagen erläutern? Anscheinend gab es etwas ausgesprochen Wichtiges, was die Schulmedizin nicht kannte.

Der Weg der Schulmedizin

Wem konnte/sollte ich von meiner „wunderbaren Heilung" erzählen? Skeptisch waren alle und die Antwort einer Freundin regte mich zum Nachdenken an: „Wenn das wirklich so wäre, hätte die Schulmedizin das schon längst aufgegriffen. Aber gut, dass es dir besser geht!" Die Sache mit der Schulmedizin war ja gerade der Knackpunkt. Sie könnte vielen Menschen mit diesen Kenntnissen helfen. Da war ich mir sicher. Aber was wusste sie davon? Was wollte sie wissen? Hatte ich nicht die Pflicht, meine Erlebnisse zu berichten zum Wohl anderer Patienten? Obwohl ich skeptisch war, meine „Aufklärung" nutzbringend anbringen zu können, wollte ich mir kein Versäumnis anlasten und versuchte es bei dem Internisten, der mich jahrelang behandelt hatte. Aber ich kam nicht mal dazu, den ersten Satz zu beenden, schon war ich mit einem „Da ist die Tür!" wieder draußen. Dieses Erlebnis ist für mich zum Sinnbild geworden: Jegliche, auch die leiseste Kritik wird mundtot gemacht. Jedes andere Denken hat vor der Tür zu bleiben. Zumindest damals Anfang der 90er Jahre.

Wie sollte auch eine solche Geschichte als wesentlich erkannt werden. Von den Alternativen sprach man in dem erweiterten Sinn noch nicht. Alternativ hieß: Homöopath. Der war schon abartig genug. Guckte in die Augen, sah irgendetwas darin, verschrieb Wasser, wo kein Pflanzensubstrat mehr vorhanden war. Und kassierte nur cash auf die Hand. Quacksalber. Pfuscher. Für die Gesundheit hatte man Bewegung entdeckt: Joggen für die Rastlosen, Aerobic für die

Aktiven, Tai-Chi und Qi Gong für die Introvertierten und Yoga fand irgendwie dazwischen statt, mal mehr zu der einen oder zu der anderen Seite tendierend. Sich sportlich zu betätigen wurde „in", Sport war „die" Alternative, zu der die Schulmediziner rieten. Alles andere wurde mit „nicht beweisbar", „unseriös" oder „gefährlich" vor der Tür belassen.

Dabei gab es einen Lichtblick für mich. Plötzlich hatte man für meine Krankheit einen Namen: Burnout! Ich konnte es nicht fassen. Weil vor allem Männer in verantwortungsvollen, ehrenwerten Berufen darüber klagten, dass sie keine Kraft mehr hätten, um den eigentlich geliebten Beruf auszuüben, weil sie sich ausgebrannt fühlten, gab man der Krankheit diesen Namen. Eigentlich gnädig, denn eine Krankheit, die man an dem Körper mit den gewohnten schulmedizinischen Diagnoseverfahren nachweisen konnte, war es nicht. Und damit durfte es im schulmedizinischen Sinn nicht als Krankheit angesehen werden. Als was sonst, wenn der letzte Satz des Zeitungsartikels über diese neue Krankheit lautete: Heilung nicht möglich.

Heute sieht man Burnout durchaus als heilbar an, aber man sortiert auch Erschöpfung, anhaltende Schlaflosigkeit, Handlungssperre und viele andere Symptome unter den Oberbegriff „Burnout" ein. Ein Totalabbau der Körperkräfte wird weder durch Tabletten noch eine Psychotherapie gestoppt werden können. Den vielen Menschen könnte geholfen werden, dachte ich verzweifelt, denn ich war ja gesund geworden, genauer gesagt: endlich gesund. Von da ab teilte sich für mich unsere Gesundheitslandschaft in zwei Teile: in die für mich fragwürdig gewordene traditionelle Schulmedizin und in die im Hintergrund wirkende unbekannte, aber sinnvoll agierende und eben grundlegend heilende alternative Energiemethode. Wobei mir damals weder Zusammenhänge im Körper wie auch das Ausmaß möglicher Heilungserfolge bewusst waren. Ich war einfach nur froh, von der Steckdose zu wissen, an die ich mich im Notfall anschließen konnte.

„Einfach" und „nur" – das genügte. Und natürlich steht das in voller Diskrepanz zu dem unendlich vielen und differenzierten Wissen, das Mediziner lernen müssen, um ihren Beruf ausüben zu dürfen und zu können. Und stetig kommen erweiternde Erkenntnisse dazu, und neue Krankheiten fordern passende Behandlungsmöglichkeiten.   Noch nie wurden so viele Krankheiten diagnostiziert, noch nie waren so viele Spezialisten erforderlich, um ein Krankheitsgeschehen zu beschreiben und einzuordnen.

Der Allgemeinmediziner besetzt dabei die Schlüsselrolle. Er muss schon sehr viel Idealismus aufbringen, um Patienten mit den unterschiedlichsten Gebrechen anzunehmen, in kürzester Zeit zu entscheiden, ob ein Notfall vorliegt und an welchen Facharzt er überwiesen werden kann. Und das in statistisch nachgewiesenen 6-Minuten-Gesprächen und mit einem Kontingent, mit dem die Krankenkasse die Kosten reduzieren will. Jeder Patient ist hochsensibel auf seine Schmerzen konzentriert und verlangt für sich die vollste Aufmerksamkeit und Sicherheit. Da ist Unmut vorprogrammiert. Er gibt sich oftmals als Person ab am Tresen der Aufnahme und verlässt die Praxis mit dem Rezept für eine Auswahl an Medikamenten, ausgesucht aus etwa 200.000 möglichen. Dazwischen erfährt er eine Diagnose, die eine Krankheit bescheinigt. Und sollten die Pillen nicht helfen, sollte man zu gegebener Zeit wiederkommen. Kein Wunder, dass die Hälfte der Medikamente zwar in der Apotheke geholt – sie werden ja weitgehend bezahlt – aber nicht genommen wird. Auch das ist statistisch nachgewiesen. Medikamente landen zuhauf im Müll. Und der Arzt erfährt kaum, ob er mit seinen Verschreibungen richtig lag. Moniert ein Patient die Wirkung, wird ein anderes ausgewählt. Die Pharmazie bemüht sich, für jede Krankheit spezielle Medikamente zu entwickeln, auf den Packungen steht das Anwendungsgebiet und im Beipackzettel wird auf mögliche Gefahren hingewiesen. Um sich rechtlich abzusichern, wird jede Möglichkeit einer Folge benannt. Kein Wunder, dass man sich nicht sicher behandelt fühlt und die Medikamente „in die Tonne tritt".

Aber was macht der Patient stattdessen? Nichts? Und wartet darauf, dass er von allein gesund wird? Oder sucht er nach anderen Wegen. Welchen? Gibt es Untersuchungen darüber, was mit denen geschieht, die sich dem Medikamentenweg verweigern? Wieviel Stimme wird denen zugestanden, die nicht einverstanden sind? Die schlimme und schlimmste Erfahrungen gemacht haben? Oder die auch nur enttäuscht sind von der Wirkungslosigkeit. Es bleibt so vieles im Dunkeln.

In den 90-er Jahren schwappten aus Amerika und England warnende Stimmen nach Deutschland über. Aus den eigenen Reihen erhebt Dr.med. Robert S. Mendelsohn (1926 – 1988) seine Stimme und geht drastisch mit der Schulmedizin zu Gericht. In seinem Buch „Trau keinem Doktor" bekennt er, zum medizinischen Ketzer geworden zu sein. Er beginnt mit einem „Unglaubensbekenntnis": „Ich glaube nicht an die Schulmedizin. Ich bin ein medizinischer Ketzer. Und ich schreibe dieses Buch, damit meine Leser auch Ketzer werden. Ich bin nicht immer ein Ketzer gewesen, ich habe auch einmal an die Schulmedizin geglaubt".

Mendelsohn beschreibt, wie er gläubig diesen Weg begonnen hat und den Absturz vieler Behandlungsmethoden mit schwersten körperlichen Schäden erleben musste. Oder auch mit Todesfolgen. Sein Fazit ist sein neues „Glaubensbekenntnis"– und das ist drastisch, fast sarkastisch zu nennen.

Er meint, dass schulmedizinische Behandlungen nur wenig erfolgreich sind, oftmals sogar gefährlicher als die Krankheit selber, und so der Arzt ein großes Gesundheitsrisiko darstellt. Auch deshalb, weil er Nichtkrankheiten behandelt, bzw. in harmlosen alltäglichen Situationen extreme Behandlungen anwendet, die sich dadurch erst zu schlimmen Krankheiten entwickeln.

Mendelsohn glaubt, dass über neunzig Prozent der gesamten modernen Schulmedizin mit ihren Fachkräften und dem medizinischen Equipment vom Erdball verschwinden könnten – und die Menschheit würde um einiges gesünder werden.

Für ihn ist aus der ehrenwehrten Medizin ein Absatzmarkt geworden für die Produkte der medizinischen Fabrikation und der Arzt demnach ein Vertreter gerade dieser Geräte- und Medikamente-Medizin, die ihn immer mehr vom Patienten entfernt. Und dabei wollen die Ärzte gerade durch diese Behandlung dem Kranken Sicherheit vermitteln, die seiner Meinung nach nicht vorhanden ist.

Patienten kommen zu ihrem Arzt und erwarten Hilfe. Ihr Verhältnis ist von Vertrauen zu ihm bestimmt. Sie erwarten selbstverständlich eine Hinwendung des Arztes zu ihnen als Menschen und ein tief gegründetes ärztliches Wissen. Jeder Patient will sich dem Arzt anvertrauen, nimmt aber nicht wahr, dass wir neunzig Prozent der Schulmedizin nicht brauchen, die darauf aus ist, uns „umzubringen". Mendelsohn meint, die Schulmedizin sei weder eine Kunst, noch eine Wissenschaft. Sie sei eine Religion.

Mendelsohn führt viele Beispiele an, die erklären, warum die angewendete Behandlung den Patienten nicht gesünder, sondern überhaupt erst zum Kranken gemacht hat. Aus eigener Erfahrung kennen wir solche Beispiele und sind zumindest zum Skeptiker geworden. Aber kaum jemand traut sich, so radikal mit der Schulmedizin ins Gericht zu gehen, wie Mendelsohn es tut.

Ich enthalte mich eines Kommentars. Je nachdem auf welcher Seite man steht oder was man an sich erfahren hat, wird man sich bestätigt oder angegriffen fühlen. Und sicher wird jeder der Kritiker auch Argumente bereithalten, die das positive Wirken der Schulmedizin in unserer Zeit bestätigen: die geringe Kindersterblichkeit, unser langes sich immer weiter nach oben verschiebendes Lebensalter, das Verschwinden von Epidemien und vieles mehr. Ich denke voller Dankbarkeit an den fähigen Zahnarzt, der mir bis ins hohe Alter ein funktionierendes Beißen ermöglicht, an den Star-Operateur, der mir durch neue Linsen meine volle Sehkraft wiedergibt, an die Sicherheit einer Behandlung, wenn ein Unfall mich aus meiner Bahn wirft. Das alles ist mir bewusst. Aber solche radikalen Ansichten, wie Mendelsohn sie aufgrund eines langen Medizinerlebens gesammelt hat, sollten zum Nachdenken anregen. Nein, im medizinischen Mittelalter möchte ich nicht leben. Aber ist es darum angebracht, alles, was wir heute in und mit der Medizin erleben, kritiklos anzuerkennen? Mendelsohn hat sein Buch in Amerika 1970 herausgebracht. Ins Deutsche übersetzt wurde es 2001. Seit fünfzig Jahren stehen seine Gedanken im Raum.

Die warnende Stimme aus England gehört Lynne McTaggart. Sie ist ausgebildete Journalistin und hat in Amerika die Redaktionsabteilung des Chicago Tribun geleitet. Dort lernte sie Dr. Robert Mendelsohn kennen und half ihm Mitte der 70-er Jahre seine Kolumne „The People's Doctor" zu starten, in der er jede Woche eine weitere „heilige Kuh" der Medizin angriff. Vor allem der Vergleich der Medizin mit einer neuen Religion beeindruckte Lynne McTaggart. Über Medizin zu schreiben begann sie aber erst in England, nachdem sie selbst jahrelang von Krankheiten geplagt worden war, der die Schulmedizin hilflos gegenüberstand. Diese Erfahrungen ließen sie in die Medizin-Wissenschaft eintauchen und nachforschen. Sie schreibt in ihrem Buch „Was Ärzte Ihnen nicht erzählen – die Wahrheit über die Gefahren der modernen Medizin":

„Nichts, was ich in meinem Studium gelernt hatte, bereitete mich auf die eigenartige, mich oftmals quälende Logik der medizinischen Studien vor.

Behandlungen, für die es nur wenige oder gar keine wissenschaftliche Basis gab, wurden einfach akzeptiert. Studien, die Anlass zum Zweifeln über die Effektivität eines Arzneimittels gaben, wurden dennoch als Beweis für den Erfolg angepriesen."

Sie spricht von gravierenden und nachlässigen Fehlern, die übersehen oder ignoriert wurden. Sie erlebte Spitzenwissenschaftler, die mit den Zahlen spielten, um ihre Ergebnisse den Erwartungen anzupassen. Und als kritische Leserin der medizinischen Fachliteratur fiel ihr auf, dass diese selbst überwältigende Beweise dafür lieferte, dass einiges „nicht nur nicht funktionierte, sondern auch überaus gefährlich war." Und ihr Fazit lautete: „Dies war keine Wissenschaft. Dies war ein festes Glaubenssystem, so eigen, dass praktisch jede gegensätzliche Wahrheit als Gotteslästerung abgelehnt wurde."

Lynne McTaggart entschloss sich, diese Erkenntnisse nicht für sich zu behalten, sondern sie in einem regelmäßigen Rundschreiben zu veröffentlichen. Sie fand 25 Experten, die sich ebenfalls gegen die herrschenden medizinischen Praktiken wehrten oder Pionierarbeit bei nicht so bekannten medizinischen Behandlungen leisten wollten. Sie forderte die Abonnenten auf, ihr ihre Erlebnisse zu schildern, und war erschüttert. Es sprang sie unendliches Leid an, das durch medizinische Fehlbehandlung entstanden war, und sie sah ihre Aufgabe im Rundschreiben wie in ihrem Buch, den Leser zu einem besser informierten Medizinkonsumenten werden zu lassen. Sie will die Leser in die weitgehend geschlossene Gesellschaft der Mediziner hineinsehen lassen und deren Geheimnisse offenlegen. Ihre Einleitung schließt sie mit folgenden Worten:

„Sie werden die Möglichkeit haben, die privaten Gespräche, die die Medizin mit sich selbst führt, anzuhören. Und wenn Sie einmal erkannt haben, wieviel Kitsch sich in den Schubladen des Arztes befindet und wieviel Medizin auf blindem Vertrauen, erhaltenem Wissen, selektiven Fakten, und nicht auf Vernunft, Wissenschaft oder gesundem Menschenverstand basiert, dann können Sie dem falschen Schamanen die Macht entreißen und damit anfangen, die Kontrolle über Ihre Gesundheit wieder selbst zu übernehmen.“

Das Buch „Was Ärzte Ihnen nicht erzählen“ ist kein Spaziergang durch eine heile Welt. Empörung und Verzweiflung ist der Antrieb der Patienten, über ihr Schicksal zu berichten. Und ebensolche Empörung spricht aus den zusammengetragenen Fakten, die die Medizinlandschaft ausmachen. Lynne McTaggart recherchiert und listet auf, wie viele Patienten wegen Einnahme von Medikamenten im Krankenhaus landen, wie viele sterben. Wenn sie die Proportionen der in England und Amerika erhobenen Werte auf Deutschland umrechnete, würde jedes Jahr ganz München im Krankenhaus landen – wegen falscher Medikation.

Dazu sagt sie auch, dass die erschreckenden Errungenschaften nichts mit Inkompetenz und fehlender Hingabe zum Beruf zu tun haben. Die meisten Ärzte sind voller guter Absichten und die Mehrheit ist wahrscheinlich sehr kompetent. Das Problem sei nicht der Schreiner, sondern sein Werkzeug:

„Tatsache ist, dass die Medizin keine Wissenschaft oder gar eine Kunst ist. Viele Behandlungsarten der Ärzte funktionieren nicht. In Wirklichkeit konnten sie nie den Beweis antreten, dass sie funktionieren oder gar, dass sie sicher sind. Es ist eine falsche Wissenschaft, die auf Zaubertricks, Mutmaßungen und blind vorgefassten Meinungen aufbaut und deren sogenannte wissenschaftliche Methode sehr oft darin besteht, im Dunkeln herumzustochern."

Lynne McTaggart hat bei ihren Vergleichen festgestellt, dass viele Behandlungen, die wir als gegeben betrachten, einfach übernommen werden, ohne dass eine einzige Studie ihre Wirksamkeit wirklich belegt. Die Medizin hat den „Goldstandard" als wissenschaftlichen Beweis festgelegt, um den Wert eines Medikamentes zu belegen. Dabei werden randomisierte Probanden ausgesucht und in einer placebokontrollierten Doppelblindstudie entweder mit Medikamenten oder Zuckerpillen versorgt, wobei weder Patienten noch Ärzte wissen, wer etwas einnimmt. Diese Verfahren werden zur Einführung von Medikamenten durchgeführt, sodass Folgeerscheinungen, die später auftreten, nicht erfasst werden. So werden Verfahren einfach fortgeschrieben, wobei eine langanhaltende Wirksamkeit nicht mehr nachgefragt wird und nur sehr wenige Heilverfahren erneuten Tests ausgesetzt werden. Und doch gibt man sich sicher, dass diese Verfahren mit ihren Risikofaktoren sorgfältig kontrolliert und streng gesetzlich reguliert und Bewertungen professionell veröffentlicht werden.

Lynne McTaggart sagt: „...bei all den Versuchen, die Medizin in den gewichtigen Mantel der Wissenschaft zu kleiden – ist ein großer Teil von dem, was wir heute als medizinische Standardpraxis betrachten, nicht viel mehr als Voodoo des 20.Jahrhunderts."

Sie schreibt, dass Fachleute in ihren eigenen Publikationen diese Tatsache öffentlich akzeptieren, auch dass 80% der medizinischen Verfahren niemals richtig getestet wurden. Sie stimmt mit Mendelsohn darin überein, dass es sich bei den heutigen Praktiken größtenteils um einen verabredeten Glauben handelt, wahrscheinlich auf Grund der Wunder von Medikamenten wie Antibiotika.

„Ärzte glauben so leidenschaftlich an die Kräfte ihrer Werkzeuge, dass sie bereit sind, jegliche vernünftige Skepsis in Bezug auf die gegenwärtigen und neuen Behandlungen hinten anzustellen, solange diese in ihre konventionelle Praxis passen." Ärzte und durchaus auch Forscher würden auf frühere Erfahrungen und Forschungen zurückgreifen und sich auf deren Nutzen und Wirksamkeit berufen, auch wenn ein sicherer Beweis nicht erbracht worden ist. Sie handeln nach dem Motto: „Wir wissen, dass das, was wir tun, richtig ist."

Die Medizin basiere ausschließlich auf Zahlen, sagt sie, und generell sei die medizinische Wissenschaft ein Triumph der Statistik über den gesunden Menschenverstand. Medizinische Wissenschaftler gingen immer davon aus, dass eine medizinische Behandlung von Vorteil ist. Und ergebe sich ein unerwünschtes Resultat, würden durchaus Texte verändert und geschönt. Und so könne man selbstsicher behaupten, die Medizin sei unfehlbar. Zumindest den Patienten und der Presse gegenüber. In privaten Unterhaltungen zwischen Medizinern sähe das anders aus. Darin äußerten sie ihre Zweifel, ihre Enttäuschungen und Ängste über bestimmte Behandlungen, auch in ihrer eigenen Fachliteratur.

Den Grund, warum die medizinische Forschung sich so entwickelt hat, sieht sie darin, „dass die Mehrheit der Forschungen von genau den Firmen finanziert wird, die von einem bestimmten Ergebnis profitieren. Die pharmazeutischen Firmen bezahlen nicht nur die Gehälter der Forscher, sondern sie können oftmals auch entscheiden wo – und ob – diese Studien überhaupt publiziert werden."

Es ist uns allen bekannt, dass die Pharmazie ein eigenes Interesse an einem fortdauernden Krankenzustand der Patienten verfolgt. Denn wo bliebe sie, wenn die Menschheit vermehrt gesund würde? Wenn man Heilverfahren entwickeln würde, die gesund machen würden anstelle von lebenslangen unterstützenden Therapien? Die Pharmazie hat sich zu einem Geschäftsmodell ungeheuren Ausmaßes entwickelt und fühlt sich in erster Linie dem finanziellen Erfolg seiner Produkte verpflichtet.

Lynne McTaggart sagt: „Die Tatsache, dass die Medizin ständig der pharmazeutischen Industrie ausgesetzt ist und dass zukünftige medizinische Forschung auf diese Firmen vertraut, hat ein Klima erzeugt, in der ein Großteil der Standardmedizin es ablehnt, sich Gedanken über andere Behandlungsmöglichkeiten als Medikamente und Operationen zu machen, selbst dann, wenn es zahlreiche wissenschaftliche Beweise gibt, die solche Möglichkeiten unterstützen."

Beiden Autoren, Lynne McTaggart ebenso wie Robert S. Mendelsohn, merkt man ihre tiefe Enttäuschung an, je intensiver sie sich diesem Thema widmen. Beide sind aktiv geworden und haben ihre Erkenntnisse an die Öffentlichkeit gegeben. Mendelsohn machte sich Gedanken über den „Neuen Doktor" und gab seine Forderungen an seine Studenten weiter. Hier eine Auswahl:

Der Neue Doktor sollte

- sich aktiv in sozialen Bereichen betätigen, d. h. er sollte die sozialen und ethischen Grundlagen der Medizin und Gesellschaft verstehen und sie umsetzen.

- im Umgang mit dem Patienten die Sprache verwenden, die sein Gegenüber versteht. Sein Denken sollte von der Achtung vor den Rechten und der Würde des Menschen geprägt sein.

- sich bewusst sein, dass Patient und Natur die wesentlichen Inhalte sind, und nicht nur Medien zur Darstellung medizinischer Techniken. Er muss Grenzen menschlicher Zuständigkeit akzeptieren und wissen, wann ein Eingreifen in natürliche Prozesse sinnvoll ist, wann er sie fördern und ihnen ihren Lauf lassen muss. Zu diesen Erkenntnissen gehört auch das Wissen um den Schaden, den ärztliches Eingreifen anrichten kann.

- in der Natur den primären Heiler erkennen und alles fördern, was einem Gesundwerden dienlich ist. Dazu muss er den Patienten lehren, was er in seinem normalen Leben ohne Doktor tun kann, um seine Gesundheit zu erhalten.

- sich für die Ursachen von Krankheiten interessieren und nicht nur für die oberflächlichen Symptome. Er klärt die Patienten über Zusammenhänge und Abläufe in seinem Körper auf und hilft ihm dadurch bewusster sein Leben zu gestalten.

- seine Patienten vor den Ausschweifungen der Chirurgie und der Pharma-Industrie bewahren. Er sollte sich nicht auf Apparate verlassen, denn er weiß um die Gefahr, wenn Technologien Instinkt und gesunden Menschenverstand verdrängen.

- bewandert sein in unorthodoxen Behandlungsmethoden einschließlich Ernährungstherapie, Chiropraktik und Homöopathie.

- Courage besitzen, diese Wege zu beschreiten, selbst wenn es die Aufgabe von Wohlstand, Macht und Ansehen bedeutet.

Mendelsohn weiß, dass diese Art von Haltung nicht von allein kommt. Er hat darum mit einigen Kollegen das Konzept einer Neuen Medizinischen Hochschule entworfen, die in der Lehre auf seinen Grundsätzen aufbaut. Er möchte durch das Studium einen Mediziner formen, der in erster Linie menschlich, kritisch und verantwortungsbewusst seinen Beruf ausübt. Er soll lernen, was dem Menschen dient unter der Maxime: Richte vor allem keinen Schaden an!

Dr. Robert S. Mendelsohn konnte die Idee einer solchen Hochschule nicht verwirklichen. Aber er hat sicher in seinem Wirkungskreis viele Gedanken anstoßen können und so manchen seiner Studenten zum Nachdenken gebracht. Nach Deutschland sind diese wohl kaum geschwappt.

Lynne McTaggart hat nach einem langen Leidensprozess ihre Gesundheit selbst in die Hand genommen und sie durch die Umstellung ihrer Ernährung und durch ein bewussteres Leben wieder herstellen können. Ihre Erfahrungen aber haben sie geprägt. Sie hat nicht nur durch ihre Rundschreiben und die Zusammenarbeit mit Ärzten und weiteren Fachleuten ein Nachdenken über Medizin-Praktiken angeregt, sie hat endlich auch einmal die Patienten zu Wort kommen lassen und sie in ihren Erfahrungen ernst genommen. Sie selbst hat sich nach ihrem Buch „Was Ärzte Ihnen nicht erzählen" einem neuen Thema zugewandt, von dem sie damals noch nicht wissen konnte, wie bedeutend es für die Gesundheit werden würde: der Quantenphysik.

Unsere Medizinlandschaft

Seit Mendelsohns Ausführungen sind 40 Jahre vergangen, Lynne McTaggarts Buch ist seit rund 25 Jahren auf dem Markt. In dieser Zeit hat sich unser medizinisches System weiterentwickelt. Ich bin Privatmensch und kann weder offizielle Daten auflisten noch auf offizielle Studien verweisen. Ich kann nur unsere uns bekannten Probleme anreißen. Sind es wirkliche Probleme oder jammern wir nur auf hohem Niveau?

Wir haben die beste Gesundheitsversorgung der Welt. Wir zahlen in Krankenkassen ein als Solidargemeinschaft, die jedem auch über seinen Beitrag hinaus die Behandlung ermöglicht, die seiner Krankheit entspricht. Wir haben in erreichbarer Nähe Krankenhäuser, wir haben Spezialkliniken und Medizinische Hochschulen mit Forschungsabteilungen. Wir werden zwar nicht auf den Dörfern so doch in größeren Orten über Apotheken mit Medikamenten versorgt und es gibt nur selten Engpässe. Eigentlich geht es uns gut.

Das, was ich zu unserer Situation heute zu sagen habe, ist jedem bekannt. Wir erfahren täglich Nachrichten über unser Gesundheitssystem und jeder hat seine eigenen Erfahrungen. Gute, wenn die Kunst der Ärzte uns wieder auf die Beine gestellt hat, schlechte, wenn es nicht gut ging. Im Allgemeinen sind wir zufrieden, wenn es uns leidlich gut geht, und man nimmt geduldig seine Alterswehwehchen in Kauf. Die Vorsorge beim Arzt ist weitgehend kostenlos, und zumeist hat man den Hausarzt seines Vertrauens gefunden. Der wird schon wissen, was einem fehlt. Wir können zufrieden sein.

Das Gerangel um unsere Gesundheit findet meistens vor unserer Haustür statt. Wir hören von rigiden Beschränkungen der Krankenkassen im Bezahlsystem, und schon wieder stehen die Krankenhäuser der kleinen Städte auf der Streichliste. Am Personal muss gespart werden, und die Pflege in allen Häusern lässt zu wünschen übrig. Auf zu wenige Schultern wird zu viel Arbeit gehäuft, sodass   Krankschreibungen wiederum zu Versorgungsengpässen führen. Wir haben das Gefühl eines Dauerbrenners und warten auf die Explosion. Natürlich kommt die nicht, denn das System ist eng geschnürt. Der Verbund Krankenkassen – Ärzteschaft – Pharmazie hat sich manifestiert. Er ist zu einem Wirtschaftskomplex geworden und somit zu einer stabilen Größe in unserem Staat. Und der ist Garant für ein soziales Auffangsystem.

In die Krankenhäuser und Arztpraxen ist viel investiert worden. Kein Arzt kommt heute mit einem Stethoskop und einer Arzttasche aus. Einer Arztpraxis sind Labore angeschlossen, Maschinen zum Messen aller notwendigen Werte geben sofort Aufschluss über Unregelmäßigkeiten. Computer speichern jeden Wert, sodass sofort darauf zugegriffen werden kann. Und alles ist appetitlich clean und ansprechend ausgestattet. Man fühlt sich geborgen, sicher und gut behandelt. Das könnte doch alles so bleiben.

Wäre da nicht etwas:

Die Medien sorgen für Unruhe. Immer wieder werden neue Skandale aufgedeckt. Unlautere Machenschaften bei Ärzten und Apothekern. Ein Wirtschaften in die eigene Tasche. Und überhaupt die Medikamente. Gehen wir zum Arzt, lautet die Frage: Welche Beschwerden haben Sie? Und schon ist man mit einem Rezept und der Weisung irgendwann wiederzukommen wieder draußen. Ein gründliches Gespräch über die Ursachen, ein gemeinsames Nachdenken über natürliche Behandlungsmöglichkeiten, ein fundierter Rat zur Eigenverantwortung findet eher nicht statt. Kann auch nicht, denn auch eine Arztpraxis ist ein Wirtschaftsunternehmen und muss sich rechnen. Die Krankenkassen halten das Budget kurz, und selbst wenn ein Arzt anders arbeiten wollte, er kann es nur in sehr beschränktem Maße.

Ihnen, werte Doctores, ist wirklich kein leichter Beruf beschert. Selbst wenn Sie anders arbeiten möchten, Sie können nicht aus diesem System ausscheiden ohne für sich und Ihre Familie Schaden zu erleiden. Und so wird das System immer fester geschnürt und richtet sich nach dem aus, was andere für Sie beschließen. Die Pharmafirmen entwickeln neue Medikamente, die Sie auch noch selbst mit Probanden testen sollen, legen die Preise fest, die die Krankenkassen nicht bezahlen wollen, die Krankenkassen beschließen Bezahlkontingente, die Sie nicht übersteigen dürfen, denn sonst zahlen Sie noch drauf, und der Staat beschließt Richtungen und Kürzungen und immer neue Maßnahmen. Arztbriefe und Berichte müssen geschrieben und natürlich muss alles dokumentiert werden, damit die Statistiken ausgewertet werden können. Und dann sollen Sie sich auch noch mit der neuesten Fachliteratur beschäftigen, die reichlich herauskommt und all die vielen neuen Krankheiten und Behandlungswege beschreibt. Und das mit wachem und kritischem Geist.

Ich bin froh, meine Arztbesuche auf ein Minimum beschränken zu können. Nicht nur, weil meine Arzt-Vergangenheit sich so negativ ergeben hatte. Die Begegnung mit meinem jeweiligen Hausarzt hat schon immer auf einer gegenseitigen Wertschätzung beruht, das war und ist eine gute Grundlage für beide Parteien. Aber ansonsten bin ich eine Nummer und so fühle ich mich auch. Ausgeliefert an ein System, das ich nicht verstehe und dem ich mich unterwerfen muss. Sonst? Was bleibt mir sonst zu tun? Freundlich nicken, wenn der Chefarzt an mein Bett kommt, nicht fragen, nicht klagen. Alles tun, was angeordnet wird. Das wird schon richtig sein.

In allzu vielen Fällen ist es nicht richtig. Und man muss Glück haben, wenn die OP richtig durchgeführt wurde und die Behandlung angeschlagen hat. Doch wenn herauskommt, dass das falsche Bein operiert wurde, dass überhaupt zu viele Operationen gemacht werden, die nicht notwendig sind, dann fängt man an zu zweifeln. Die Medien decken auf, gehen unklaren Fällen nach, zählen nach und vergleichen. Und schreiten gegebenenfalls ein. Gut so. Aber sie verbreiten eben auch Meinungen und steuern Vorbehalte.

Angst vor der medizinischen Behandlung macht sich breit. Was ist, wenn ich einen Keim im Krankenhaus aufgabele? So penibel sauber Krankenhäuser auch sind, es ist nicht zu vermeiden, dass sich Keime einnisten. Die OP-Gerätschaften werden sterilisiert. Das Plastikband des Langzeit-EKG-Gerätes kaum, es wandert von Buckel zu Buckel, liegt auf der Haut und nimmt in seinen Riffelungen die Hinterlassenschaften eben jener vielen Buckel auf. Und das jahrelang. So keimfrei kann man gar nicht denken, wie die Keime sich über ihr gesundes Leben freuen. Und dann die Frage: Helfen dann noch die Antibiotika? Was dann? Werde ich einen Schaden davontragen?

Und überhaupt: Man will die vielen Medikamente nicht schlucken. Die lange Liste der angegebenen Nebenwirkungen beängstigt, und es sickert immer mehr die Erkenntnis durch, dass sie tatsächlich neue Krankheiten auslösen. Aber kann man ohne sie gesund werden?

Es gibt so viele Tipps in den Medien. Zum Beispiel die Bild-Zeitung mit einem langen seitenfüllenden Artikel eines Professors der Charité: Was man alles tun kann, um gesund zu bleiben. Ich fasse sein Fazit sinngemäß zusammen in vier Ratschlägen:

- Gehen Sie nicht bei jeder Kleinigkeit zum Arzt.

- Sollte ein Arztbesuch nicht vermeidbar sein, suchen Sie einen, der sich viel Zeit für Sie nimmt.

- Umarmen Sie öfter jemanden.

- Legen Sie sich ein sonniges Gemüt zu, denn trübe Gedanken verstärken den Ausbruch von Krankheiten.

Alles richtig, denke ich, aber ist das alles an Rat? Welchen Einfluss kann das auf meinen schon kranken

Körper haben? Und wenn ich einen Arzt suche, der bei meinen Beschwerden sich viel Zeit für mich nimmt, wann hätte der einen Termin für mich frei? Bei normalen Ansprüchen vergehen schon Wochen bis zum nächsten Termin, und als Kassenpatient dauert es noch länger. Und Schmerzen und Unsicherheit tragen nicht zu einem fröhlichen Gemüt bei.

Ich schlage eine Fernseh-Zeitschrift auf. Wieder ein Gesundheits-Artikel. Unter der Rubrik „Welt der Wunder" lese ich eine verheißungsvolle Überschrift: „Der Mann, der den Selbstheilungscode geknackt hat". Auch er ein Professor, der sich Gedanken über natürliche Heilung macht. Selbstheilung sei kein esoterisches Geheimwissen, bei ihm nicht, und auch kein Allheilmittel. Wenn etwas die Bezeichnung Wunder verdient, dann ist es unser Körper, der mit der Fähigkeit zur Selbstheilung geboren wird. Automatisch tut der Körper alles, um uns in ein überlebensfähiges Gleichgewicht zu bringen – und, falls nötig, zu heilen. Er spricht davon, dass jeder seinen Messstab, ob er sich gesund oder krank fühlt, in sich trägt. Er fordert, dass nicht mehr zwischen Schul- und Alternativmedizin unterschieden werden soll, und jeder sollte sich aus beiden Bereichen das Beste heraussuchen. In der Praxis sollte der Arzt den Patienten das nötige Wissen beibringen, aktiv etwas für ihre Gesundheit zu tun. Das wäre vor allem Ernährung, Sport, Achtsamkeit und innere Entspannung. Welches sein persönlicher Tipp sei? „Während wir miteinander sprechen, stehe ich. Ich habe eine Sanduhr, die mich alle 30 Minuten daran erinnert, aufzustehen. Dieser Wechsel der Perspektive, der körperlichen oder geistigen, macht was mit uns. Gerade bei Stress, wenn wir das Gefühl haben, vollkommen fremdbestimmt zu sein.

So etwas Einfaches wie das Aufstehen gibt uns dann wieder das Gefühl, die Kontrolle zu haben."

Ist das alles? Wirklich alles, was zu sagen ist? Ansätze sind da, die vertieft werden sollten, aber sie enden in Floskeln, in wenig zielführenden Ratschlägen. Meinen es die Herren Professoren wirklich ernst damit, Menschen auf diesem Wege begleiten zu wollen? Zumindest ist ein Begriff genannt worden, der in der Schulmedizin im Allgemeinen nicht vorkommt: die Selbstheilungskraft. Sie wird oftmals benannt, wenn der Patient schulmedizinisch austherapiert ist: „Jetzt können nur noch die Selbstheilungskräfte helfen." Jetzt wird etwas zu Hilfe genommen, das vorher anscheinend nicht da war. Der Körper heilt sich selber? Sonderbar. Warum jetzt und nicht vorher schon?

Viele Patienten suchen neben oder statt der Schulmedizin den Rat eines Homöopathen oder eines Heilpraktikers. Die gehören zu den Alternativen. Und da man durch sie bereits einen geänderten Blickwinkel auf seinen Körper bekommen hat, ist der Sprung in die erweiterte alternative Szene nicht weit.

Die Alternativen

Ja, die Alternativen. Der Streit, wer wohl die besseren Heilungsmöglichkeiten anbietet, ist jahrhundertealt. Eskaliert ist er aber im frühen 19. Jahrhundert. Samuel Hahnemann (1755 – 1843) wollte sich mit den tradierten Behandlungsformen der Mediziner nicht abgeben und verschrieb sich der Suche nach neuen pflanzlichen Medikamenten. Er wollte „Ähnliches mit Ähnlichem" heilen, verglich vorhandene pflanzliche Substanzen mit der Wirkung von neuen, unternahm Versuche und Selbstversuche und schrieb wesentliche Bücher darüber. Er prägte den Begriff „Homöopathie" und zur Abgrenzung dazu die „Schulmedizin = Allopathie". Kurz zusammengefasst bedeutet Homöopathie „mit ähnlichen Mitteln die Krankheit behandeln" und Allopathie „mit entgegengesetzt wirkenden Substanzen die Krankheit behandeln". Beides für uns heute noch geläufige Begriffe, die die entgegengesetzten Standpunkte markieren. Und ich glaube, wir hätten weder mit Hahnemann noch mit seiner Pflanzenlehre ein Problem, wäre er nicht auf den Prozess der „Potenzierung" gekommen. Um den Körper mit Pflanzen nicht zu vergiften, denn er verwendete ja durchaus die Pflanzen, die in hohen Dosen Krankheiten hervorriefen, verdünnte er seine Medizin und schüttelte sie. Die Arznei sollte umso wirkungsvoller sein, je öfter der Prozess wiederholt wurde. Und genau dort ist die Kritik der Schulmedizin stehengeblieben: kein Wirkstoff mehr nachweisbar, also auch keine Medizin. Homöopathische potenzierte Mittel sind dem Schulmediziner ein Dorn im Auge. Um die Wirksamkeit zu belegen, hätten ausreichende

Studien durchgeführt werden müssen. Homöopathen fehlt aber durchaus die Organisationsstruktur, um solche Verfahren klinisch belegen zu können, und so bleibt den Patienten nur der eigene Entschluss, ob sie darauf vertrauen wollen. Da auf homöopathischen Mitteln nicht mehr auf die Krankheit hingewiesen werden darf, ist der Patient auf die Auswahl des Homöopathen angewiesen. Er kann sich an nichts Schriftliches halten, auch nicht an eine Liste der Nebenwirkungen – und gerade das macht für viele den Vorzug aus: Es kann zumindest nicht schaden. Und schaden kann schon gar nicht, dass der Homöopath sich viel Zeit für seinen Patienten nimmt. Bei einem Arzt, der auch Homöopathie anbietet, wird in der Abrechnung die Zeit anders bewertet. Zumeist aber ist es dem Patienten etwas wert, die Behandlung selber zu bezahlen. Es kann bei uns sehr teuer sein, einen eigenen Weg der Gesundheit zu beschreiten.

Teuer kann es durchaus auch bei den anderen Alternativen werden. So gut wie nichts wird bezahlt und damit wird von vornherein sortiert: Was bezahlt wird, ist evidenzbasiert untersucht, sicher, erfolgversprechend und seriös. Alles andere fällt unter „Naja, wenn's hilft". Und was tatsächlich hilft, ist so wenig zu fassen, ist in der Vielfalt kaum noch zu überblicken, denn es reicht von handfesten Chiropraktiken bis zu dem Aufsuchen der Ahnen und den Gesprächen mit ihnen über ein Medium. Wo soll man da zulangen, um sich nicht in dem Labyrinth zu verlieren? Ein Tipp: Gehen Sie zur Volkshochschule.

Viele tun das und suchen sich das aus, was ihnen behagt. Jeder macht es freiwillig, bezahlt seinen Beitrag, bekommt ihn bei Bedürftigkeit auch gesponsert, und sollte ihm der eine nicht gefallen, geht er zum anderen Kurs. So weit, so gut. Wäre da nicht unsere kritische Presse. Im August 2018 brachte der Spiegel zwei Artikel heraus, die sich Unsinn und Abzocke der Alternativen zum Thema wählten. Einzelne Fallbeispiele sollten belegen, dass wertvolle Zeit unsinnig verstreicht, ehe die richtige schulmedizinische Behandlung den Patienten gerade noch retten konnte. Ich hätte einige Beispiele anführen können, die gerade andersherum gelaufen sind. Aber darum geht es mir nicht.

Die beiden Autoren untersuchten 350 Volkshochschulprogramme und listeten sie nach ihren Kriterien der Fragwürdigkeit auf. Und fragwürdig bis zu abstoßend galt alles. 33 Verfahren, die am häufigsten im Angebot zu finden waren, wurden von einem Professor, einem Experten der Komplementärmedizin, für den Spiegel detailliert bewertet. Alle Methoden eint, so die Autoren, dass ihre Wirksamkeit nicht oder nur für kleine Teilbereiche belegt ist. Sie vermittelten unwissenschaftliche Medizintheorien und Ansichten über Vorgänge im Körper, etwa die Vorstellung, dass das Qi, die angebliche Lebensenergie, den Leib auf Meridianen durchfahre. Selbst Yoga und Qi Gong vermittelten ein irrationales Körperbild. Und überhaupt wäre jede achte Therapieform vollkommen unwirksam oder wissenschaftlich gar nicht erst untersucht. Und der Experte fordert: Um herauszufinden, ob eine Methode zuverlässig Heilung bringt, müssen Forscher kontrollierte klinische Studien durchführen.

Ich lese den Artikel mehrere Male, um ihn zu begreifen. Das Qi, die Lebensenergie, wird mit „angeblich" grundsätzlich infrage gestellt. Und mit ihm die

Energiebahnen. Nun ja, die im Körper habe ich nicht gesehen, dort nur das Fließen der Energie gespürt. Aber damals mit meinen Händen an den Füßen des Probanden waren sie für mich, wenn auch nicht direkt sichtbar, so doch als Stränge spürbar. Aber die Lebensenergie grundsätzlich infrage zu stellen? Bei mir floss zu wenig Qi, doch weil ich bei anderen das Qi anzapfen konnte, wurde der Pegel meiner Lebensenergie angehoben und seitdem darf ich wieder leben, und das in einer gesunden und kraftvollen Weise. Und das soll nur „angeblich" sein? Die Schulmedizin hat mir nicht nur „angeblich" nicht geholfen, sie hat nicht helfen können, weil für sie die Energie im Körper des Menschen nicht relevant ist. Ich frage mich, mit welchen Theorien und Therapien sich der Experte für Komplementärmedizin beschäftigt und wie umfassend er sich mit Vorgängen im Körper auseinandersetzt. Wenn ihm alles, was mit Energie zu tun hat, zu unwissenschaftlich und irrational ist, dann bleibt nicht viel an komplementärem Einsatz übrig. Aber vielleicht legt es die Schulmedizin gerade darauf an?

Ich sende an den „Spiegel" folgenden Leserbrief:

„Sie beklagen in Ihrem Artikel „den haufenweisen Unsinn", der in den Volkshochschulen mit Angeboten über Gesundheitsthemen ohne wissenschaftliche Grundlage verbreitet wird. Sie meinen damit vor allem die Alternativen, die das „Qi fließen lassen". Ja, es gibt verbesserungswürdige Angebote und ja, es mangelt an der wissenschaftlichen Grundlage. Die könnte und müsste die Schulmedizin liefern, nimmt sie doch in Anspruch, für die Gesundheit des ganzen Menschen zuständig zu sein. Aber in ihrer auf chemisch ausgelegte Prozesse fußenden Wissenschaft passt die der Physik nicht hinein. Zu leugnen, dass es sie deshalb nicht gibt und dass sie nicht wissenschaftlich begründet werden kann, ist ein Trugschluss. Sie ist fundamental an allen chemischen Prozessen beteiligt und so auch die Grundlage aller Heilergebnisse. Forschen Sie doch bitte noch einmal alle 350 Volkshochschul-Programme durch und suchen Sie nach Beiträgen von Wissenschaftlern/Schulmedizinern, die grundlegende Aufklärung geben über die Bedeutung der physikalischen Grundlage im Körper. Sie werden eine gähnende Leere vorfinden. Und doch wäre genau das die Voraussetzung, um in den Alternativen die Spreu vom Weizen zu trennen und den Menschen fähig zu machen, sich selbst zu begreifen und zielgerichtet zu handeln. Es sind nicht die zu verdammen, die etwas tun, sondern die zu beklagen, die ihre Aufgabe nicht erkennen und ausführen. Und die sich in der Zwischenzeit sehr unwissenschaftlich auf banale Ratschläge in den Medien zurückziehen."

Beim Schreiben dieses Briefes wurde mir klar, dass die Handlungsinitiative eindeutig den Schulmedizinern zugewiesen werden muss. Sie, werte Doctores, nehmen in Anspruch „den ganzen Menschen" gesund machen zu wollen. Die Vereinbarungen mit den Krankenkassen und Pharmafirmen betreffen ausschließlich den von Ihnen eingeschlagenen Weg. Bezahlt wird das, was Sie an Behandlung einsetzen. Und dann lassen Sie die Hälfte des Menschen aus? Dann ignorieren Sie einfach, anstatt nach wissenschaftlichen Beweisen zu suchen, die diese gedankliche Lücke schließen könnten. Wie soll die Energie „klinisch bewiesen" werden, wenn sie nur „angeblich" existiert und man eigentlich gar nicht die Absicht hat, sie zu finden? Ja, Sie haben Kliniken und Forschungsabteilungen, die diese Arbeit leisten könnten. Es gibt in diesem Gebiet randomisierte Doppelblindstudien, die die Wirkung heilender Energie bezeugen können, die könnten fortgeführt werden. Und es gibt auch andere Wege, Wirkungen nachzuspüren und sie in Beziehung zu setzen. Dazu muss man nicht auf Placebo-Tabletten fixiert sein. Müssten Sie nicht aufhorchen, wenn Sie von Heilungen hören, die ohne Ihr Zutun abgelaufen sind? Dann sind es wieder „Dinge zwischen Himmel und Erde". Für mich ist diese Einstellung nicht nur ignorant und ungerecht. Ist sie wirklich mit Ihrem Eid vereinbar, den Sie geschworen haben? Das wäre mir egal, wenn nicht Menschen unter dieser Einstellung zu Schaden kommen würden. Der Mensch darf nicht als Arena dienen für das Spiel „Der Stärkere gewinnt".

Aber solange die Energie einem irrationalen Körperbild zugewiesen wird, da keine Leitungsbahnen nachgewiesen werden können, wird die Schulmedizin darauf beharren, die gesamte Alternativlandschaft als „angeblich" und wirkungslos vor die Tür zu setzen. Dort, und nur dort hat sie ihren Platz zu haben.

Meine Erfahrungen des Heilens

Ich benutze den Begriff des „Heilens" nicht gern, denn er strahlt in unserer Gesellschaft von vornherein Unseriosität aus. Und doch komme ich nicht darum hin, ihn zu benutzen. Denn in der Zwischenzeit hatte sich in dem Bereich tatsächlich mein Horizont erweitert, und mit anderen Begriffen kann ich oft nicht treffend beschreiben.

Nach meiner so unerwarteten Heilung und natürlich angespornt von der Erfahrung des Nichtwissens der Schulmedizin im Bereich der Energie, versuchte ich an alle Informationen heranzukommen, die dieses Gebiet betrafen. Anfang der 90er Jahre war das nicht viel. Und sie beschränkten sich zumeist auf Varianten, die Reiki in der Behandlung ähnlich waren, die aber immer wieder die Polarität der Schwingungen aufzeigten und so die Sichtweise in Richtung Physik verschoben. Ein System wurde angepriesen, das Ingenieure entwickelt hatten: der Orgonstrahler. Dabei wurden Energiewellen aus dem Körper in Wasser übertragen und durch Trinken wieder dem Körper zugeführt. Eine Art Eigenblutbehandlung, nur auf energetischer Ebene. Begründet wurde die Wirksamkeit mit der Interferenz. „Wenn zwei gleichlange Wellen sich aufeinanderlegen, addiert sich die Amplitude." Diesen Satz hatte ich als Lehrsatz im Physikunterricht der Mittelstufe gelernt, und er war mir tatsächlich im Gedächtnis geblieben. Das war Physik und somit begreif- und belegbar. Hier bekam ich nicht unbestimmte Energien in den Körper hinein wie bei Reiki, hier war ich selbst an mir beteiligt. Aber es gab auch Dinge, die mir nicht eindeutig belegt schienen. Zum Beispiel wurde jedem Organ eine bestimmte Frequenz zugewiesen, die ich nur einzustellen brauchte, um dieses Organ zu behandeln. Das sah irgendwie nach Hokuspokus aus, war mir nicht bewiesen genug. Und nach meinem psychischen Zusammenbruch wollte ich mich mit nichts Obskuren mehr abgeben. Ich wollte endlich nur gesund und belastungsfrei leben.

Zwanzig Jahre lang gelang mir das. Bis auf die körperliche Leistungsbegrenzung und kleinere Reste an Altlasten war ich gesund. In dieser Zeit schloss ich aus einem Fernsehbericht über Frühchen, dass meine Leistungsschwäche damit in Zusammenhang stehen könnte. Aber wie? Ich konnte dem Rest der Sendung nicht entnehmen, an welcher Klinik diese Forschung durchgeführt worden war, also blieb mir dieser Weg verschlossen. Literatur hatte ich durchforstet und nichts gefunden, und einen PC hatte ich nicht. Aber eben diesen Ansatz. Und manchmal kommt man erst auf Umwegen zum Ziel, und die führen nie geradeaus, haben aber den Vorteil, anderes in den Blickwinkel zu bekommen.

Das Schicksal schlug zu:

Auf einer Studienfahrt verlor ich meine Strickjacke und rannte hin und her, um sie zu suchen. Die Jacke bekam ich wieder, aber dafür rebellierten beide Knie. Ein Knie besserte sich von allein, das andere nicht. Zum ersten Mal hatte ich irre Schmerzen, die ich mit allen Mitteln, die ich in der Apotheke kaufte, nicht beheben konnte. Auf das, was ich von Reiki her kannte, meinte ich mich nicht verlassen zu können, denn meine Erfahrung war die des allgemeinen Aufladens, nicht die des konkreten Behandelns von Krankheiten. Und ich meinte eben auch, dafür nicht genug Energie zur Verfügung zu haben. Schließlich explodierten die Knieschmerzen immer dann, wenn ich mich im Bett auf die Seite legte, um einzuschlafen. Natürlich wurde ich unruhig, denn ich stufte diesen Vorgang als etwas ganz Schlimmes ein. Endlich, nach fünf Wochen Schmerzen, entschloss ich mich, zum Arzt zu gehen. Er wusste sofort was es war: Der Meniskus war angegriffen. Da konnte nur eine Operation helfen. Gleich in der nächsten Woche. Um ein genaueres Bild von meinem Knie zu bekommen, wurde es geröntgt. Die Sprechstundenhilfe klemmte das Röntgenbild auf die Mattscheibe mit der Bemerkung „Sie haben aber ein tolles Knie!" Der Arzt kommentierte es mit: „Sie haben ja das Knie einer Vierzigjährigen. Das sieht man selten." Ich staunte mein makelloses Knie an. Und das wollte er aufschneiden? Trotz aller Schmerzen sagte ich die OP ab.

Eine Physiotherapeutin gab mir den Rat, im Bett ein Kissen zwischen die Beine zu legen. Sobald ich das tat, hörten die Schmerzen auf. Eigenartig. Aber am Tag waren sie wieder unverändert da. Nach wiederum drei Wochen ging ich in mich und überdachte, was ich im Reiki-Verfahren alles gelernt hatte und kam zu folgendem Schluss: Die Hände auf die Knie zu legen war mühsam, sie rutschten ab. Aber aus den Füßen traten doch auch Energiestränge aus. Also legte ich mich ins Bett, winkelte das rechte, das gesunde Bein an und legte die Fußsohle an das kranke Knie. Sofort explodierte wieder der Schmerz. Er war so heftig, dass ich abbrechen musste. Aber nun begann ich zu denken:

Der Schmerz, den ich beim Übereinanderlegen der Beine empfunden hatte, war genau der gleiche wie jetzt. Nur dieses Mal hatte ich ihn willentlich herbeigeführt. Ich probierte beide Stellungen aus und jedes Mal erhielt ich das gleiche Ergebnis. Knie zusammen und Fußsohle an das Knie produzierten den gleichen Schmerz, und nahm ich beides auseinander, hörte der Schmerz auf. Bei den Reiki-Behandlungen war immer gesagt worden, dass Heilung nur über Schmerzen erfolgte. Sollten diese Schmerzen, die in der Art und Heftigkeit anders waren als die täglichen beim Treppensteigen, Heilungsschmerzen sein? Mir fiel das Interferenzverfahren ein, das ich vor vielen Jahren kennengelernt hatte: Wenn zwei gleichlange Wellen aufeinandertreffen, addiert sich die Amplitude. Das gesunde Knie wie auch mein Fuß legten sich also mit gleich langen Wellen an das kranke Knie an und dieses reagierte. Mit Schmerzen, mit ziehenden heftigsten Schmerzen. Als ich sie nicht mehr aushalten konnte, nahm ich wieder das Kissen zwischen die Knie und konnte schlafen.

Am nächsten Morgen probierte ich es wieder mit dem Fuß. Wieder explodierten die Schmerzen, aber sie waren auszuhalten. Ich war nun neugierig geworden und machte diesen Versuch jeden Abend und jeden Morgen. Jedes Mal reagierte das Knie mit ähnlichen Schmerzen, aber sie nahmen in der Intensität ab. Dann selektierten sie sich in Einzelpunkte rund um die Kniescheibe und hörten schließlich auf. Nach 14 Tagen war das Knie schmerzfrei. Es war gesund und macht seitdem keinerlei Schwierigkeiten mehr.

Was ist das mit der Schulmedizin, dachte ich. Der Apotheker will mir den Schmerz vernebeln, der Arzt das Knie aufschneiden und die Therapeutin den Heilungsprozess unterbinden. Und ich ganz allein schaffe es, das Knie in Ordnung zu bringen. Wieder war ich fassungslos.

Ich rief Regina an, meine Reiki-Meisterin, und sie bestätigte mir die Reiki-Weisheit. Ja, in allen Reiki-Büchern würde von Heilvorgängen über Schmerzen berichtet. Aber sie selbst hätte es so direkt noch nicht erlebt.

Ich wollte mich nicht auf den einen Vorgang beschränken und überlegte weitere Versuche. In dieser Zeit hatte ich viel mit den Händen gearbeitet und sie taten abends weh. Ich hielt die Hände aneinander und sofort trat an den schmerzenden Stellen ein ziehender Schmerz auf. Ich rutschte mit meinen Händen über den Körper und sobald ich anhielt, trat wieder dieses Ziehen auf. Als ich aber an den Scheitelpunkt des Kopfes kam, wurden diese Schmerzen ungleich heftiger. Aha, der Eintritt des Meridians mit gebündelter Energie. Ich hielt die Schmerzen aus bis sie abebbten und konnte so am nächsten Tag schmerzfrei weiterarbeiten. Das führte ich in der Form immer weiter fort, immer mit den gleichen Ergebnissen, auch wenn sie die Füße oder andere Körperstellen betrafen.

Ich beschreibe diese Vorgänge so detailliert, weil sie mein Denken umgekrempelt haben. Nun wusste ich: Ich konnte mich selber heilen. Und wenn ich es mit meinen ersten Reiki-Kontakten verglich, dem Lesen von Paula Horans Buch „Die Reiki-Kraft", dann musste ich feststellen: Ich hatte mich geirrt. Ich hatte ihre Äußerungen für zu dick aufgetragen, für unglaubwürdig gehalten. Aber es stimmte: Das Röntgenbild hatte mir ein dreißig Jahre jüngeres festes Knochengerüst attestiert, meine alte Haut war natürlich faltig und altersfleckig geworden, doch noch ganz passabel und strapazierfähig, Krankheiten waren verschwunden und neue nicht aufgetaucht, meine Psyche war stabil und meinen Geist konnte ich lebendig und kreativ einsetzen. Und nun hatte ich noch erlebt, dass ich, ich ganz allein an mir Krankheiten heilen konnte. Was war das für eine Welt, die diese Funktionen nicht kannte!

Von „Nicht-Kennen" kann wohl kaum die Rede sein, eher von „Nicht-Wollen". Werte Doctores, wie sehen Sie das? Wie ist Ihr Wissen um und Ihre Einstellung zu einer möglichen Selbstheilung? Einer Ihrer Kollegen hat zumindest eine Nische aufgetan, die Schulmedizin zu erweitern und sie mit dem in Verbindung zu bringen, was Krankheiten verhindern könnte: Spiel und Spaß, Freunde und Nähe, Magie und Staunen. Und das sollte man auch über die Wunder, die das Leben für einen bereithielt. In sehr beliebten Fernsehshows erreicht er Millionen von Zuschauern und gibt nicht nur sein detailliertes Wissen über unser Innenleben preis, sondern erzählt auch von „Wundern", die die Menschen ihm geschrieben haben. In einer Show berichtete er von einer Frau, die ihr krankes Knie mit Hilfe von Reiki-Behandlungen geheilt hatte. Und sein Kommentar? Sie solle aufpassen, dass sie nicht an einen Scharlatan geriete. Nun hatten auf einen Schlag, nur durch einen einzigen Satz Millionen von Zuschauern erfahren, dass man mit Reiki vorsichtig sein müsste, dass man es mit Scharlatanerie zu tun haben könnte, dass es unseriös sei und Zweifel eher angebracht wären. Und auch Sie, seine werten Kollegen, bestätigte er damit in Ihrem Urteil.

Ich schäumte. Wie vielen Menschen hatte er damit den Einstieg in ein Wissen um Vorgänge im Körper verbaut. Um ein Erkennen, was noch außer der sichtbaren Hülle in uns vorgeht. Überhaupt in eine Welt, die uns helfen könnte, uns zu verstehen.

Mit meinem Verstehen stand ich ja auch erst am An-fang. Ich hatte nichts als Erfahrungen gemacht und versucht, sie in ein Energie-System in meinem Körper einzubauen. Aber es gab so viele unklare Äußerun-gen, ich fand keinen eindeutigen Zusammenhang der Vorgänge. Immer noch blieb die Energie nur als Teil-bereich in unbestimmbaren Wirkungen hängen. Wo war der Zusammenhang mit dem Körper, wo die er-klärbare logische Begründung, dass man die Energie nicht mehr negieren durfte?

Und wie konnte ich mir mein Energie-Defizit durch meine Frühgeburt erklären? Die Frage stand immer noch im Raum. Lag in der Milz die Antwort? Ich ent-schied mich, in dieser Richtung weiterzusuchen.

Die Milz

Was wusste ich von der Milz? Nichts bis auf die Lage, denn als Kind war mir gesagt worden, dass die Seitenstiche nach dem Laufen von der Milz kommen würden. Dann legte ich die linke Hand auf die Stelle links unter den Rippenbogen, und bald hörten die Schmerzen auf. Mein späteres Fragen bei den Ärzten hatte mich nicht weitergebracht. Anscheinend gab es die Milz als aktives Körperorgan nicht.

Ich kann mich an einen Arztbesuch gut erinnern. Bei meinem Ärzte-Marathon war ich im Gesundheitsamt Hannover gestrandet. Im Wartezimmer hing an der Wand eine lebensgroße Abbildung des Menschen, in der alle Organe mit Namen verzeichnet waren. Ich suchte die Milz, sie war nicht da. Auf meine Frage, warum denn die Milz nicht eingezeichnet wäre, sagte mir die Ärztin, sie sei nur für Föten und Kinder zuständig, bei Erwachsenen hätte sie keine Funktion mehr. Deshalb sei sie nicht eingezeichnet.

Gab ich mich also mit etwas ab, was nicht relevant war? Ich hatte Ärzte befragt, hatte medizinische Bücher gewälzt und schließlich konnte ich das Internet befragen, denn Wikipedia gab in der Zwischenzeit bereitwillig Auskunft. Über die „Entwicklung und Chancen von Frühgeborenen" heißt es unter anderem:

„Wenn ein Kind zu früh geboren wird, sind einige Organe und Körperfunktionen noch nicht vollständig ausgebildet. Die Atmungsorgane etwa oder das Immunsystem hatten nicht genügend Zeit, sich vollständig zu entwickeln. In der Folge kann es zu Komplikationen kommen, die medizinisch behandelt werden müssen. ... Ist die Lunge noch unreif, kann es zu Funktionsstörungen, wie dem sogenannten Atemnotsyndrom kommen. Dies kann zu Sauerstoffmangel und Atemnot führen. ... Auch das Immunsystem von Frühgeborenen befindet sich noch im Aufbau. Dadurch ist eine Anfälligkeit für Infekte deutlich erhöht und es kann eher zu Problemen kommen, Infekte zu überwinden."

Alles trifft auf meine frühen Jahre zu. Meine Zwillingsschwester ist an Atemnot gestorben, mich haben sie, wenn ich blau wurde und das Atmen „vergessen" hatte, unter den kalten Wasserhahn gehalten. Ich erschrak und lebte weiter. Ein Leben voller Infekte, Entzündungen und eben der Schwäche, die mir mit fast fünfzig mein Leben beinahe beendet hätte. Wäre da nicht die Reiki-Energieübertragung gewesen.

Unter dem Stichwort „Milz" findet sich bei Wikipedia folgender Beitrag:

„Die Milz hat drei grundlegende Aufgaben. Zum einen dient sie der Vermehrung der zu den weißen Blutkörperchen zählenden Lymphozyten und spielt daher eine Rolle bei der Abwehr körperfremder Stoffe (Antigene). Zweitens ist sie ein wichtiger Speicherort für die ebenfalls zu den weißen Blutkörperchen zählenden Monozyten. Drittens dient sie der Aussonderung überalterter roter Blutkörperchen. In der späten Fetalentwicklung und bei Kindern spielt die Milz darüber hinaus auch eine Rolle bei der Bildung roter Blutkörperchen."

Wenigsten eine Aussage über eine mögliche Auswirkung meiner Frühgeburt in Verbindung mit der Milz. In meiner fetalen Spätentwicklung war ich nicht mehr im Mutterleib und daher konnte die Milz nicht genügend ausreifen. Das könnte der Grund gewesen sein für meinen ständig zu niedrigen Hb-Wert, für meine Blässe und Müdigkeit, auch für meine nicht abreißenden Entzündungen im Rachen- und Nasenbereich. Regina hat damals bei meiner ersten Reiki-Behandlung darauf hingewiesen, dass mit meiner Milz und Leber etwas nicht in Ordnung sein könnte. Aber warum ging es mir nach den Reiki-Behandlungen so deutlich besser? Warum waren die meisten Krankheiten verschwunden, warum konnte ich danach endlich weitgehend normal leben? Darauf bekam ich keine Antwort.

Manchmal wird ein Nichtwissen von unerwarteter Seite aufgefüllt. In dem Roman „Die Hauptstadt" beschreibt der Wiener Schriftsteller Robert Menasse ein Gespräch zwischen zwei Patienten. Einer vergleicht sein Leben mit der Milz.

Wir kennen die Milz kaum, meint Menasse. Jedes Organ ist uns bekannt. Wir wissen, wo es liegt, wie es aussieht, welche Funktion es hat und welche Krankheiten es quälen. Die Milz, klein und unscheinbar, dazu kaum krank, führt ein Schattendasein. Dabei spielt sie eine zentrale Rolle. Während alle Organe unabhängig von der Befindlichkeit anderer ihrer Aufgabe nachgehen, kümmert sie sich um jedes der Organe. Sie weiß alles von ihnen, kontrolliert und überprüft und schickt Hilfstruppen aus. Sie ist der „große Kommunikator und zugleich der Geheimdienst, den keiner beachtet". Ohne sie könnten die anderen

Organe nicht auf Dauer ihre Arbeit ausführen, denn sie ist diejenige, die Probleme der anderen lösen will.

Ich habe so oft Informationen über die Milz erfragt, aber Menasses Originaltext gibt einen weitaus umfassenderen Einblick in die Aufgaben der Milz. Von wegen: nicht mehr wichtig für den erwachsenen Menschen! Keine nennenswerte Aufgabe zu haben, da die anderen Organe diese übernommen haben. Hier wird von der zentralen Bedeutung eines Organs gesprochen, das wir anscheinend nicht kennen, zumindest nicht ausreichend kennen. „Der große Kommunikator" und „der Geheimdienst". Was ist darunter zu verstehen? Wie löst sie Probleme anderer Organe und wie sorgt sie für deren Gesundheit? Mir war bislang nur der Einsatz der weißen Blutkörperchen bei der Wundheilung bekannt.

Ich frage in meinem Bekanntenkreis nach der Milz. Erstaunen. Warum Milz? Wo liegt sie überhaupt? Aufgaben? Keine Ahnung. Gähnende Unwissenheit. Der Griff zum Smartphone. Ah ja, es gibt sie ja wirklich.

Wieder frage ich einen Ihrer Kollegen. Er gibt mir die Antwort, die Sie mir sicher auch gegeben hätten: Warum sollte die Milz etwas Besonderes sein? Die kann man doch entfernen, schließlich kann man ohne Milz leben.

Ja, das kann man. Und dann lese ich bei Wikipedia folgende zu erwartende Schädigungen:

    1.0 Empfindlichkeit für bakterielle und andere Infektionen, Schwerpunkt: Lungen- und Gehirnhautentzündungen

2.0 Entgleisungen des Immunsystems nach einer Infektion

3.0 Sepsis-Gefahr mit tödlichem Ausgang oder Amputieren von Gliedmaßen

4.0 Erhöhtes Risiko für Herzinfarkte und Schlaganfälle

5.0 Thromboseneigung.

Im Fernsehen wird ein Mädchen gezeigt, dem man nach einer Gehirnhautentzündung Arme und Beine abnehmen musste und dem man jetzt künstliche Gliedmaßen anpasst. Mir dreht sich der Magen um.

Selbst wenn es nicht jeden in dieser schrecklichen Form trifft, sind wohl die Aussichten hoffnungsloser Erkrankungen kaum zu überbieten. Es bedeutet, ständig in Angst zu leben, sich irgendeinen Erreger einzufangen. Ständig besorgt zu sein, sich nicht in Menschengruppen zu begeben. Ein normales Leben wird dann einfach nicht mehr möglich sein. Die Schulmedizin agiert dagegen mit dem regelmäßigen Verabreichen von Antibiotika, um Entzündungen zu verhindern. Und was ist mit Antibiotika-Resistenzen, die vermehrt auftreten und uns hilflos zurücklassen?

Wenn man schon mitbekommt, dass in der Folge der Milzentnahme diese Krankheiten vermehrt auftreten, müsste man dann nicht das Zentrum des Immunsystems in der Milz suchen und die Milz als Zentralorgan verstehen? Aber wie ist das Immunsystem überhaupt aufgebaut, wie läuft es im Körper ab? Ich vernehme immer nur, dass die Wissenschaft forscht und die Pharmafirmen Medikamente entwickeln.

Aber wie wird das Immunsystem gestärkt, wie findet ein notwendiger Aufbau der Abwehr von Krankheiten statt? Bislang weiß ich nur, dass durch Medikamente Erreger abgetötet werden. Die Leistung des Körpers in dem eigentlichen Heilungsprozess liegt für mich dabei im Dunklen.

Wenn ich mein Leben als Beispiel nehme, dann fand der ganz große Heilungsschub durch die Verabreichung der Energie statt. Seitdem bin ich alte Krankheiten losgeworden und neue sind nicht dazu gekommen. Mein Immunsystem hat sich also auf eine Art gestärkt, die nur leider kaum jemand wissen will. Einfach durch Energie? Ja, einfach dadurch und durch nichts anderes. Aber mit meiner körperlichen Kraft ist es immer noch nicht weit her. Schwere Arbeit zu leisten, hängt mir lange nach. Ich entschließe mich, meine Milz – sollte sie daran schuld sein – besonders in Augenschein zu nehmen, beziehungsweise sie mit meiner Energie aufzupäppeln. Und der Milz-Leber-Doppelgriff meiner Reiki-Behandlerin mit ihrer Aussage ist mir noch sehr bewusst.

Ich lege mich also ins Bett, auf den Rücken, strecke die Beine aus und nehme eigentlich die Stellung ein, die ich vor langen Krankheitszeiten bei dem Autogenen Training eingenommen habe. Damals ohne Erfolg, denn ich hatte weder Energie für die notwendige Konzentration noch solche, die ich im Körper verschicken konnte. Und außerdem war mir der Sinn nicht klar. Was sollte die Wärme in Füßen und Händen bewirken? Warum dorthin und nicht in den Körper? Doch nun verändere ich nur ein bisschen: Ich lege beide Hände auf Milz und Leber. Und ich spüre die Wärme, die sich entwickelt und unendlich angenehm durch meinen Körper fließt bis in die letzten Zellen meiner Füße. Ohne Konzentration, ohne bewusste Beeinflussung. Einfach nur so und von ganz allein. Ich werde ruhig und entspannt und genieße diesen Zustand, bis ich mich auf die Seite rolle und einschlafe.

Das tue ich nun täglich, ohne zu erwarten, dass sich daraus etwas entwickelt. Und doch merke ich schließlich Reaktionen. Eines Tages tickert es in meinem Gehirn. Und ich denke nicht, dass ich nun krank sei, ich denke: Dort an der Stelle sitzt die Zirbeldrüse. Sie ist für das Schlafvermögen zuständig. Ab morgen werde ich besser schlafen. Und es kam so. Mein Schlafvermögen änderte sich. Ich, die jahrzehntelang unter schwersten Schlafstörungen gelitten hatte, schlief zunehmend tiefer und länger, konnte wieder einschlafen, wenn ich aufgewacht war, und überhaupt stand ich morgens erholt auf. Selten hinderten mich noch durch das Hirn wirbelnde Gedanken am Einschlafen, aber das will ich nicht unter „Störungen" verbuchen.

Es tickerte auch in der Thymusdrüse, die laut Reiki-Aussagen das Herz mit Energie versorgt. Und nun verschwand allmählich auch das heftige Rumpeln, das mich regelmäßig abends beunruhigt hatte. Ich konnte es kaum fassen. Auch die Aussage stimmte, dass durch die Energie zurückliegende Krankheiten geheilt würden, von der Zeit her rückwärts, eine Krankheit nach der anderen. Die Reihenfolge konnte ich nicht genau nachvollziehen, denn irgendwann stellte ich fest, dass mein Sonnenherpes verschwunden war. Der Rest meiner Krankheiten also löste sich auf.

Schmerzen zeigten sich aber in der Milz, sobald ich meine Hand darauf legte. Eigentlich meldete sie sich nur schwach, aber ich spürte, dass sich etwas tat. Konnte ich so die ganz frühe Schädigung im hohen Alter noch aufholen? Das wusste ich nicht. Es ging mir nur leistungsmäßig immer besser.

Aber dann zog ich mir durch eine einseitige Belastung eine Zerrung in der rechten Schulter zu. Und damit erfuhr ich eine neue Art eines Heilungsvorgangs. Sobald ich meine Hände auf Milz und Leber legte, wärmte der Körper sich wie vorher auf, aber dann begannen Schmerzen, ziehende schneidende Schmerzen genau dort, wo es mir auch tagsüber wehtat. Aber wiederum waren diese Schmerzen anders und zogen sich oftmals den ganzen Arm hinunter, teilweise so heftig, dass ich hätte schreien können. Ich verglich sie mit Phantomschmerzen, von denen ich gehört hatte. Und wenn das so wäre, dann müssten beides Energieschmerzen sein, denn Phantomschmerzen treten da auf, wo Gliedmaßen abgenommen wurden und kein Körper mehr vorhanden ist. Ich stufte meine Schmerzen ein als eine gestörte Energie, die sich wieder in einen harmonischen Zusammenklang bringen wollte. An diesen Schmerzen verzweifelte ich fast, denn es dauerte lange, ehe sich eine Besserung ergab. Wiederum mit dem gleichen Ablauf: zuerst heftigste ziehende Schmerzen, die sich allmählich selektierten und minderten. Ein Jahr lang dauerte der Prozess. Dann verabschiedete er sich endgültig – und mein Schultergelenk ist wieder völlig in Ordnung.

Hierbei hatte ich nicht meine linke Hand auf die rechte Schulter gelegt. Ich habe nur vorrangig die Milz mit meiner Energie versorgt und die wiederum hat die Heilung in der Schulter veranlasst. Sehr direkt und wie auf Knopfdruck ausgeführt. Wenn das wirklich so ist, dann muss die Milz genau das Organ sein, das rundum für die Heilung des Körpers zuständig ist. Das Organ, das Krankheiten beseitigt, für Immunität sorgt, die Energieversorgung stabilisiert. Eben der „Kommunikator" zu allen Bereichen des Körpers, die krank sind. Die Milz will sie gesund machen. Mir ist das klar geworden. Aber wem sonst? Und wie konnte ich das anderen gegenüber erklären, denn natürlich wollte ich andere an diesen so wichtigen Gedanken teilhaben lassen.

Quantenphysik

Manchmal kommt der Zufall zu Hilfe. Und mit ihm ein Freund, von dessen Leidenschaft ich nichts wusste. Er las mit größtem Interesse die neuesten Bücher über Quantenphysik.

Der Zufall war ein kleiner Unfall, bei dem er sich die Hand klemmte. Ich sagte: „Leg die Hand drauf!" Und als ich seinen erstaunten Blick sah, legte ich nach: „Das ist Physik." „Nein", meinte er, „das ist Quantenphysik." Quantenphysik? Das zu begreifen, war doch eine Nummer zu groß für mich. Aber seine Begeisterung sprang über und ich beschloss zu lesen.

Bislang hatte ich mein neues Körperbild an der Physik angelehnt. An der Physiklehre, die ich aus meiner Schulzeit kannte. Mit einfachen Gesetzen und besonders bei der Schwingungslehre verstehbaren Experimenten. Damals hatte ich den Stoff gelernt, der für die 50-er Jahre galt. Erst später erfuhr ich, dass die Welt schwingt, dass sogar jede feste Masse von ihren Atomen Wellen aussendet. Die Atomkerne mit ihren kreisenden Elektronen waren für mich die Ursache der Schwingungen. Mehr wusste ich nicht. Und dass das alles mit meinem Körper zusammenhängen und Einfluss auf meine Gesundheit haben könnte, schon gar nicht.

Wer beschäftigte sich auch freiwillig mit der Quantenphysik? Selbst unter Wissenschaftlern war diese neue Disziplin etwas für Spinnerte, war kaum begreifbar, überstieg unser Denken und führte es in

Dimensionen des Allumfassenden. Das war zu hoch. Es forderte eine neue Begrifflichkeit, legte neue mathematische Formeln fest, und kaum etwas konnte man ableiten aus dem bereits Bekannten.

Ich musste mir selber erst eine ungefähre Vorstellung von der Quantenphysik erarbeiten, um diese neue Zeitrechnung begreifen zu können. Auch Sie, werte Doctores, werden kaum einen Einblick haben, denn Ihr jetziges Lehrgebiet ist zu umfangreich, um sich nebenbei noch mit der Quantenphysik zu beschäftigen. Und für die Schulmedizin ist diese neue Lehre (noch) nicht relevant. Also werden Sie auch während des Studiums nichts davon erfahren haben. So versuche ich, dieses äußerst schwierige und umfassende Thema halbwegs verständlich als Vorkurs für alle Leser darzustellen. Ich halte mich dabei weitgehend an die Aussagen von Lynne McTaggart in ihrem Buch „Das Nullpunkt-Feld – Auf der Suche nach der kosmischen Ur-Energie", erschienen 2002 in der deutschsprachigen Erstausgabe.

Über Sinn und Entstehung der Quantentheorie

Die Quantenphysik bedeutet eine Revolution im Sinne unseres Denkens über die Existenz unserer Welt. Erst vor etwa hundert Jahren haben Wissenschaftler, vornehmlich aus Europa, damit begonnen, die bis dahin gefestigten Lehren in allen Disziplinen zu hinterfragen und sie in einen neuen Sinnzusammenhang zu stellen. Bislang galten chemische Reaktionen unserer Materie und der lebenden Wesen als Grundlage unserer Existenz. Ab jetzt sollte eine energetische Ladung unser Sein begründen. Menschliche Wesen und alle lebenden Geschöpfe sieht man als energetische Einheiten in einem Feld aus Energie, verbunden mit allem und jedem auf dieser Welt. Dieses pulsierende Energiefeld ist der zentrale Motor unseres Daseins und Bewusstseins.

Bis heute gründen Biologie und Physik auf dem von Isaac Newton (1643 – 1727) entworfenen Weltbild. Alle Vorstellungen über die Welt und unseren Platz darin leiten wir aus Ideen ab, die im 17. Jahrhundert formuliert wurden und nach wie vor das Grundgerüst der modernen Wissenschaft bilden. Dargestellt werden darin die Elemente als in sich abgeschlossene und getrennt voneinander existierende Teilbereiche. Newton beschreibt eine materielle Welt, die maschinenmäßig nach bestimmten Gesetzen funktioniert. Gesetze für alles im Universum, nur der Mensch machte eine Ausnahme: Er befand sich außerhalb dieses Universums und blickte hinein. Mit René Descartes (1596 – 1650), dem Begründer der Wissenschaft des Rationalismus, war er sich einig, dass der menschliche Körper als in sich getrennt gesehen werden musste in seiner körperlichen Materie und dem denkenden Verstand. Mit diesem denkenden Verstand konnte er nicht nur die Welt begreifen, sondern auch aktiv in sie eingreifen, sozusagen als Handlanger des göttlichen Willens. Dem Menschen wurde damit die Beherrschung der Welt angetragen, solange er sich ethischen Maßstäben verpflichtet fühlte und moralisch handelte.

Charles Darwin (1809 – 1882) erweiterte dieses Weltbild durch seine Theorie der Evolution, in der das Recht des Stärkeren galt und so das Überleben

sicherte. Nicht Menschlichkeit und gegenseitige Abhängigkeit wurden als Wesen des Miteinanders auf
dieser Welt gesehen, sondern der Zufall einer Entwicklung, die aus dem Streben nach Überleben, dem
Besser-sein-als-die-Anderen entstanden war.

Beide Denkweisen haben zu einer technologischen
Beherrschung des Universums geführt, aber für uns
bedeutsames Wissen auch ausgespart. Das führte zur
Isolation unserer Gefühle und zur Abkopplung der
Gedanken, die uns mit der metaphysischen Gesamtheit verbinden. Selbst in den Religionen, in denen wir
die Ideale der Gemeinschaft und des Lebenssinns
suchten, spürten wir den Widerspruch des erwarte-
ten Heils zu den Enttäuschungen durch reale Beschränkungen. Drei Jahrhunderte lang bastelten wir
an einem Leben, in dem Philosophen sich über den
rechten Weg stritten, Diktaturen im Kopf Gedanken
verdrehten, Rechtssysteme sich formten und wieder
veränderten, Gesellschaften nach ihren Idealen suchten und scheiterten, und immer war der Gegenwind
vorprogrammiert.

Diese Welt der getrennten Teilbereiche hätte mit dem
Aufkommen der Quantenphysik Anfang des 20. Jahrhunderts zu den Akten gelegt werden können, aber
so einfach war das nicht. Wie sollte man eine Welt erklären, die nur noch Energie war, nur noch Schwingung, nur existent durch ein Miteinander von subato-
maren Teilchen, die nicht bestimmbar waren und nur
durch unsere Vorstellung lebten. Die Pioniere der
Quantenphysik führten ihre Versuche zur Demonst-
ration von Quanteneffekten mit nicht lebenden Parti-
keln durch, sodass der Eindruck entstand, die Quantenphysik wäre nur auf die unbelebte Welt

beschränkt. Die belebte Welt, so dachte man, würde immer noch nach den Gesetzen von Newton und Descartes funktionieren. Diese Vorstellung hat die gesamte moderne Medizin und Biologie geprägt. Sogar die Biochemie orientiert sich an den Newton'schen Gesetzen.

Die Pioniere taten sich schwer, den Menschen mit all seinen Fähigkeiten einzubeziehen in ihr Quantensystem und propagierten weiter eine getrennte Welt der Materie und des Geistes, eine Wahrheit für die größeren Dinge und eine für die kleinsten Teilchen. Das war wiederum ein Widerspruch in sich. So dauerte es einige Zeit, bis die Enkel der Pioniere, eine kleine über die ganze Welt verstreute Gruppe von Wissenschaftlern, sich erneut Gedanken machten über einen für alles auf der Erde und im Universum gültigen Unterbau. Sie entdeckten das Nullpunkt-Feld als gemeinsamen Nenner, das als ein Ozean mikroskopischer Schwingungen im freien Raum zwischen den Dingen erklärt werden kann. In diesem unendlich weiten Quantenfeld wäre alles mit allem verbunden wie in einem unsichtbaren Netz. Die Wissenschaftler entdeckten auch, dass wir alle aus demselben Grundmaterial erschaffen sind und auf der fundamentalsten Ebene aus Ansammlungen von Quantenenergie bestehen. Diese wiederum tauschen ständig Informationen mit dem unerschöpflichen Energiemeer aus, und alle sind demnach Teil der sich ständig bewegenden Energiefülle.

Lebewesen geben eine schwache Strahlung ab, und dieses ist der entscheidende Aspekt biologischer Vorgänge. Informationen über alle Vorgänge des Lebens werden auf der Quantenebene übertragen, und endlich finden auch Denken und Fühlen ihren Platz in der Gemeinsamkeit der Schwingungen. Quanteninformationen pulsieren simultan durch unser Gehirn und unseren Körper und übernehmen die Energie aus dem Meer der Möglichkeiten. Wir stehen buchstäblich in Resonanz mit der Welt.

So war die bedeutendste Erkenntnis der Nachweis, dass wir alle durch das Grundgerüst unserer Existenz miteinander und mit der Welt verbunden sind. Es war bewiesen worden, dass es so etwas wie eine Lebenskraft geben kann, die durch das Universum strömt. Nun wurde vieles erklärbar, was die Wissenschaft bislang als nicht existent bzw. als unhaltbar in der Theorie abgelehnt hatte. Jetzt waren wir alle zu einer Einheit geworden, in der jeder und jedes seinen Sinn und seinen Beitrag zu einem friedvollen Miteinander zu leisten hatte. Die Welt konnte und kann nur leben in dem Zusammenklang aller Existenzen auf dieser Welt.

So war der theoretische Unterbau gestrickt und hätte in der Anwendung funktionieren können. Aber die neuesten Erkenntnisse passten nicht in das vorherrschende wissenschaftliche Weltbild, und das Establishment entschied, dass sie darum falsch sein mussten. Doch Fortschritt lässt sich nicht aufhalten. In diesem Jahrhundert, also erst seit etwa 20 Jahren, werden immer detailliertere Beschreibungen der Quantenwelt veröffentlicht. Und in dem letzten Jahrzehnt ist es vor allem der Mensch in der Dimension seiner Fähigkeiten. Er kann nun wissenschaftlich beschrieben werden in Bereichen, die vorher eher der Spekulation anheimfielen oder schlichtweg nicht erklärbar waren. Jeder kann und muss sich neu begreifen in den Funktionen, die sein Leben und seine Gesundheit ausmachen. All das steht noch am Anfang und muss erst entdeckt werden, um akzeptiert werden zu können. Aber wer sich in diese Materie hineinbegibt, wird fasziniert sein von der neuen Welt der Quantenphysik. Und so unbegreiflich es klingt: Man kann endlich ganz viel verstehen.

Auf der Suche nach der Energie im Quantenkörper

Ich begann also zu lesen und natürlich interessierten mich vor allem Bücher, die sich mit dem Menschen beschäftigten. Es sind in der Zwischenzeit unübersehbar viele Werke erschienen. Unter immer neuen Aspekten berichten sie von Versuchen mit Menschen, Pflanzen und Tieren, die ein zusammenhängendes Wirken belegen. Und diese Beschreibungen werden zunehmend dichter und konkreter und stellen in immer neuen Varianten den gegenseitigen Einfluss dar unter der Einbeziehung der Energie. Es gibt nicht mehr die eindeutig und unabhängig zu beschreibende Versuchsdurchführung, weil persönliche und nicht vorhersehbare Einflüsse auf das Ergebnis wirken, eben Einflüsse auf der Ebene der Energie. Die festgefügte wissenschaftliche Welt hat sich zu erweitern.

Ich suche erst einmal vor allem nach der Energie im Körper, nach ihrer Wirkungsweise und eben auch nach der Milz mit ihren Aufgaben. Es zeigt sich als schwieriges Unterfangen, denn Autoren setzen sich dermaßen komplex mit einzelnen Themen auseinander und bringen eine so große Fülle an Informationen ein, dass man sie nur lückenhaft auf wenige grundlegende Aussagen reduzieren kann. Ich möchte es einmal mit der Reiki-Lehre vergleichen. Dort wurde ein Weltbild vorgestellt, das sicher begrenzt, aber nachvollziehbar war. Und vor allem durch die Anwendung und ihre direkt spürbaren Folgen wurde man sicher, dass man dieses System nicht leugnen konnte. Und man konnte Gedanken auf den Körper und sein Gesundwerden beschränken, ohne in das unendliche „Meer der Möglichkeiten" mit allen Facetten des Auseinandersetzens einzusteigen.

Reiki ist versteh- und machbar und erfordert nur ein geringes Umdenken. In die Quantenphysik einzusteigen bedeutet, sich in seiner Gedankenwelt auf eine völlig neue Dimension einzulassen, die die Grundfeste unseres bisherigen Weltbildes erschüttert. Da darf nichts mehr so gesehen werden, wie wir es gewohnt sind. Reiki aber fußt auf der Grundlage der Quantenphysik und es ist nur eine von vielen Formen der „Alternativen", die mit quantenphysikalischen Gesetzen umgehen, es aber nicht wissen. Und eben auch nicht die Dimensionen kennen, auf denen ihre Handhabungen beruhen. Vielleicht würden sie selbstbewusster „ihr Qi fließen lassen" und sich nicht mit der zweiten, mit der gnädig geduldeten Komplementärmedizin, oder mit der dritten und vierten Reihe, den mit Verachtung gestraften sonstigen Alternativen zufriedengeben.

Dass unsere Existenz auf der Energie beruht, ist nicht mehr anzuzweifeln. Und wie alles im Körper miteinander zusammenhängt und sich bedingt, ist zu komplex, um es in Einzelheiten zu begreifen. Uns interessiert es eigentlich nur, wenn der Körper nicht mehr funktioniert, wenn er Krankheitszeichen sendet. Ulrich Warnke gibt in seinem Buch „Quantenphilosophie und Spiritualität" (2011) eine Zusammenfassung über den Prozess des Krankwerdens des Körpers:

„Fehlende Energie macht Nerven- und Muskelzellen höchst sensibel. Zunächst werden wir nervös und verkrampfen uns. Wenn der Energiemangel länger anhält, kommt es zu vielfältigen Funktionsstörungen. Psyche und Körper leiden, und diese Leiden verstärken sich gegenseitig. Tinnitus, Hörsturz, Schlafstörungen, Ruhelosigkeit, Burn-out und Depressionen sind die Folgen. Die nächste Eskalationsstufe ist jene Krankheit, die mittlerweile fast überall auf der Welt vermehrt auftritt: Entzündungen in mehreren Organen und ihre Ausbreitung im ganzen Körper."

Ob nach dieser Abfolge der Körper zwangsläufig mit Krebs reagiert, vermag ich nicht zu behaupten, kann es aber auch nicht ausschließen. Auf jeden Fall ist nachgewiesen, dass psychische Krankheiten und Belastungsstörungen immens zugenommen haben und dass laut WHO die Depression mittlerweile der zweitwichtigste Verursacher von Langzeitinvalidität ist. Die WHO sieht die Ursache in der ungeheuren Reiz- und Informationsbelastung bei mangelnder körperlicher Energiekapazität. Wir sollten es noch spezifizieren, um uns die konkreten Belastungen klar zu machen. Und das sind die, denen wir täglich ausgesetzt sind: von Sonnenlicht abgeschirmte Arbeitsplätze, Umweltgifte, Chemie in Nahrung, CO_2-Belastung, Krach, überlasteter Verkehr, ganz zu schweigen von den Funkwellen, die dieses System des

Nullpunkt-Feldes durchkreuzen. Wir werden in den Medien gewarnt und zur Initiative aufgerufen. Aber in einen blinden Aktionismus verfallen? Ohne zu wissen, auf welcher Grundlage unser gesamtes Lebenssystem beruht, ist es wohl nichts als das.

Ein Beispiel gibt mir zu denken:

Vor kurzem hat sich die Wissenschaftssendung Scobel mit der Depression befasst. Die Experten bestätigten, dass die Behandlung mit den bisherigen Medikamenten sich als nicht wirksam ergeben hat. Placebos hätten die gleiche Wirkung, bzw. Nichtwirkung erzielt, dazu würden sie keine Nebenwirkungen auslösen. Also hätte man auf das alte Verfahren des Elektroschocks zurückgegriffen. Dieses wurde bis in die Mitte des 20. Jahrhunderts in psychiatrischen Kliniken oftmals zwangsweise an schwer Depressiven angewandt und galt als inhumane und grausame Therapie. Die heutige Elektrokrampf-Therapie (EKT) hat sich natürlich gewandelt. Die Patienten bekommen vorher ein Medikament zur Muskelentspannung, danach eine Vollnarkose, sodass sie von den Stromschlägen nichts mitbekommen. Man weiß nicht, wie und warum dieses Verfahren wirkt, nimmt aber eine Hyperkonnektivität bestimmter Gehirnareale an. Es soll in vielen Fällen helfen.

Wenn man schon der Meinung ist, durch Stromzuführung etwas in Ordnung bringen zu können, wenn man nicht weiß, warum es hilft, wenn man sich mit dem Gesamtsystem des energetischen Körpers nicht befasst, aber „mit Gewalt" eine Reaktion hervorrufen will, dann stufe ich dieses auch unter Aktionismus ein. Denn vielleicht wäre den 4.000 Patienten, die in

Deutschland jedes Jahr damit behandelt werden, mit der sanften Energiemethode, dem Übertragen menschlicher Energie, besser gedient? Sie läuft auf der gleichen Ebene ab, ist aber natürlicher und könnte den Patienten durchaus dauerhaft aus seiner Depression herausgeleiten. Könnte. Das könnte man zu erfahren versuchen. Und vielleicht würde man sich durch diese Erfahrung mit dem auseinandersetzen, was die Quantenphysik zur Elektrizität im Körper zu sagen hat.

Aus den vielen Büchern, die sich mit diesem Thema befassen, habe ich eine Auswahl zusammengestellt, um einige Grundgedanken zu unserer Gesundheit halbwegs verständlich darzulegen. Sie sind nur als Ansatz zu sehen.

- Alle Moleküle und Körper haben eine Quantenenergie. Diese Energie ist verknüpft mit dem gesamten Kosmos und registriert sämtliche elektromagnetische Tätigkeit.

- Alle Bioregulatoren wie Hormone, Antigene, Substrate der Enzyme haben eine elektrische Eigenladung mit einer mechanischen Eigenschwingung. Beides fungiert als Sender von elektromagnetischen Wellen. Der spezifische Empfang der gesendeten Wellen geschieht dabei über Resonanz.

- Jeder von uns baut ein Resonanzfeinsystem auf, mit dem der Körper individuell agiert. Je dichter die Resonanzmöglichkeit ist, umso größer ist die Chance, eine Kohärenz zu schaffen und damit Kraft aufzubauen.

Kohärenz bedeutet eine optimale Schwingung, bei der sich alle Photonen exakt gleich benehmen, wie Soldaten beim Parademarsch.

- Potenzielle Kraftfelder überlagern sich zu Interferenzfeldern mit neuer elektromagnetischer Individualität. Dadurch werden Photonen/Quanten gebildet als Überträger der Kraft.

- Unser Bestreben, eine kraftvolle Schwingungsfrequenz aufzubauen und somit eine möglichst große Harmonie und Gesundheit, muss ein Herstellen der Kohärenz zum Ziel haben.

- Je stärker die Schwingungsfrequenz ist, umso stärker ist die elektrische Ladung. Diese Ladung gibt ihre Schwingungen in einem Kraftfeld nach außen ab und wird von jeder anderen Schwingung aufgefangen.

- Sobald eine Ladung in Bewegung ist, ist sie von magnetischen Kraftlinien umgeben, umgekehrt ist jeder magnetische Kraftpol von elektrischen Kraftlinien umgeben.

- Jede Kraft hat eine Quelle und ein Ziel. Sie entspringt einer Ladung und mündet in einer anderen Ladung. Man hat festgelegt, dass die Kräfte von positiven Ladungen ausgehen und in negativen enden.

- Unsere Körperladungen werden auch durch Kräfte beeinflusst, deren Quelle im

Unendlichen liegt. Ebenso gehen von uns Kräfte aus, deren Ende im Unendlichen liegt.

- Ladungen sind also naturgesetzlich vorhanden, wir sind in unserer Grundstruktur ein elektrischer Körper.

Sicher ist meine Aufstellung zu begrenzt, um auch nur annähernd ein umfassendes Bild zu geben. Aber ich habe sie bewusst so ausgewählt, dass wir einen Einblick in uns, in unsere Grundstruktur erhalten. Wichtig ist mir dabei, auf uns als elektrischen Körper hinzuweisen, der in der Schulmedizin nicht die geringste Rolle spielt. Dafür aber bei den Alternativen, den geschmähten, die wie auch immer „ihr Qi fließen lassen" und damit für eine Kohärenz der Schwingungen sorgen, die wiederum die Grundlage der Gesundheit ist. Den Alternativen wird ein irrationales Körperbild vorgeworfen. Sicher auch deshalb, weil sie von Meridianen sprechen, den Energiebahnen, die aber keiner im Körper findet. Darum hat mich die Erkenntnis, dass wir unsere Energiebahnen durchaus kennen, dass wir eigentlich alles über sie wissen könnten, geradezu erschüttert.

Ulrich Warnke hat sich in seinem Buch „Bionisches Wasser" (2019) ganz diesem Thema gewidmet. Auch hier nur wenige Gedanken in einer Zusammenfassung:

- Wasser ist der anomalste bekannte Naturstoff und unterliegt eigenen physikalischen Gesetzmäßigkeiten. Durch seine drei Aggregatzustände ist es flexibel wie kein anderes Element.

- Wasser als unsymmetrisch gebautes Molekül (2H – 1O) spricht auf die verschiedensten Felder an und nimmt Schwingungen in sich auf. Es ist dadurch ein hervorragender elektrischer Leiter und somit ein Sender elektromagnetischer Strahlung.

- Seine Energie kann durch die Aufnahme von Außenenergien (Strudel, Licht, Kapillaren) zu stabilen elektrischen Speichern führen.

- Licht regt Wassermoleküle an zu oszillieren zwischen einem Grund- und einem angeregten Zustand. Im Körper von Organismen führt das zur Interkommunikation, da Wasser den gesamten Körper durchzieht (evt. Grundlage des Akupunkturnetzes).

- Wasser kann leicht umgebende elektromagnetische Felder einfangen und dann kohärente Schwingungen des Außenfeldes produzieren, woraus über Resonanzen spezifische biochemische Reaktionen entstehen.

- Die „Gedächtnisfunktion" des Wassers wird mithilfe elektromagnetischer Wellen erklärt.

- Es ist für viele Substanzen ein Lösungsmittel, so auch für die vielen Blutbestandteile.

- Vergleichbar mit dem Chlorophyll in den Pflanzen hat das Blutplasma die Aufgabe, durch Lichteinwirkung Energie zu erzeugen.

- Der Körper des Menschen besteht zu 70 % aus Wasser und 99 % aller Zellen sind mit

Wasser angereichert. Wasser ist also überall in unserem Körper vorhanden und der Blutkreislauf sorgt dafür, dass alle Zellen mit Wasser/Blut versorgt werden.

Wir brauchen also keine besonderen Leitungen im Körper. Wer die sucht, setzt auf das falsche Pferd. Unser Blut/Wasser sorgt für die Energie überall im Körper, nicht nur in der Versorgung, sondern auch in der Speicherung aller Informationen. Das Blut nimmt durch seine Strukturen alle Schwingungen auf, auf der nichtstofflichen Seite alle geistigen Prozesse aus der Gedanken- und Gefühlswelt und auf der stofflichen alle Vorgänge chemischer Art. Blut/Wasser ist so die Verbindungsstelle unserer verschiedenen Körperebenen.

Auch dass im Körper selbst Energie entsteht, beschreibt Ulrich Warnke. Wird das Blut durch den Pumpvorgang des Herzens durch die Venen und Kapillaren gepresst, entsteht Reibungsenergie, die uns aus dem Alltag bekannt ist. Je enger die Kapillaren sind, umso intensiver wird die Kohärenz der Moleküle an den Außenschichten des Wassers gebildet, und es steigert sich die elektrische Ladung. Da ich immer danach suche, das zu erklären, was mir vor allem in den alternativen Erfahrungen bislang nicht erklärbar war, halte ich es für möglich, den verstärkten Austritt von Energieströmen aus den Händen und Füßen damit in Verbindung zu bringen. Demnach wäre das ominöse „Handauflegen" weder auf die göttliche Existenz des Gottessohnes zu beschränken, noch auf eine spezielle Sonderbegabung eines sich erwählt fühlenden Heilers zurückzuführen: Es wäre schlicht und ergreifend ein elektrisches Phänomen, das jedem Menschen eigen ist. Denn seine Arme und Beine sind mit langen Elektrizität erzeugenden Adern durchzogen, und die blutangereicherten Fingerspitzen entwickeln durch die Reibung in den Kapillaren eine besonders intensive Energie. Und so wäre erklärbar, dass energetische Wellen besonders stark austreten in dem Körperteil, der sich anderen und anderem entgegenstreckt um zu geben, helfen, halten, wirken und warum nicht auch zu heilen. Die Hände als Mittler von Mensch zu Mensch.

Dieser Strom ist uns als „Berührungsstrom" durchaus bekannt, seine Bedeutung für unsere Gesundheit eher nicht. Wir wissen vom Gleichstrom in uns, und die technischen Berufe vermitteln ihren Lernenden, wie hoch der Strom sein darf, bei dem unser Körper keinen Schaden nimmt. Wie wir den Strom in uns und in Verbindung mit anderen Menschen und der Natur nutzen können, dazu finden wir in der technischen Welt keine Aussage. Wir verwundern uns vielleicht darüber, dass wir doch barfuß über Wiesen laufen sollen, da die Gummisohlen unserer allzu bequemen Schuhe uns von dem Energiefeld der Erde abblocken würden. Wieso sollte das wichtig sein? In der Akupressur erfahren wir zumindest, dass rückwirkend von den Füßen der Druck eine Einwirkung auf alle Organe haben soll. Sollten unsere Altvorderen, die kaum Schuhe kannten, mit ihrem barfüßigen Dasein ihrem Körper einen ständigen medizinischen Beistand geleistet haben? Sollten die Füße mit ihrer verstärkten Blutanreicherung und damit erhöhten Energie eine noch wesentlichere Bedeutung für uns haben, als uns durch die Welt laufen zu lassen? So manche Gedanken bündeln sich zu einem Verstehen: Wir als Mensch sind ein Teil eines Gesamtsystems der

Energie. Und in uns wird diese Energie maßgeblich getragen von unserem Blut. Das Blut behalten wir bei uns, die Energie des Blutes strömt aber aus uns heraus und verbindet sich mit der Energie anderer.

Aber nicht nur die Blutbahnen sind voller Blut, auch die Organe. Allen voran ist die Milz am stärksten durchblutet und darf in ihrer Hülle nicht beschädigt werden. Sie ist nicht operierbar, man kann sie nur als Ganzes entfernen. Durch die Blutfülle hat sie eine besondere Speicherkapazität und über die Blutbahnen Verbindung zu jeder Zelle. Sie ist das vorrangig blutbildende Organ und somit das Kraftwerk des Körpers. Sie hat tatsächlich die Überwachungsfunktion über die Gesundheit des Körpers und kann dort eingreifen wo Hilfe gebraucht wird, auf der Energieebene wie auch in der chemischen Produktion.

Außer der Milz gibt es noch weitere Organe mit erhöhtem Wasser/Blut-Gehalt: Gehirn, Pankreas, Leber, Niere, Galle, Muskulatur, Lunge, Fettgewebe, Knochenmark (absteigend intensiv). Alle diese Organe haben besondere Aufgaben durch ihre Speicherfunktion. Von der Leber weiß man, dass sie viel Energie verbraucht, um ihre Entgiftungsaufgaben durchzuführen und die chemischen Prozesse im Körper im Gleichgewicht zu halten. Das Gehirn hat durch sein Gehirnwasser eine besondere Menge an Wasser zur Verfügung. Man vermutet, dass darin über die elektrischen Funktionen eventuell Gedanken und Erinnerungen möglich sind. Doch das kann man noch nicht beweisen. Erklären kann man sich aber die Verbindung des Gehirns zu dem elektrischen Feld um uns: denn Elektrizität hat die Angewohnheit zu „kleben", das heißt sich aneinander zu docken, wenn es um eine kohärente Verbindung geht. Auch das hat die alternative Medizin „gewusst" und angewendet. Sie spricht von dem obersten Chakra als dem Mittler zwischen dem Menschen und der universellen Kraft, aus der und in der wir leben.

Wenn ich also meine Hände mit meinen ausstrahlenden Frequenzen auf die Milz und die Leber lege, dann füttere ich gerade die Organe mit Energie, die rundum für meine Gesundheit wichtig sind. Kein Wunder, dass meine Krankheiten verschwunden sind und mein Immunsystem sich freut. Und meine „Medizin" bekommt ebenfalls ihre Berechtigung: ein Glas Wasser, das ich in den Händen halte, ehe ich es schluckweise trinke. Friedrich Eduard Bilz empfahl das schon vor mehr als 100 Jahren. Heute kann man nachweisen, dass jeder, der mit Wasser in Berührung kommt, diesem sein ganz spezifisches Muster aufprägt. Die Wassermoleküle richten sich nach dem Wellengefüge des Senders aus und ergeben ein deutlich unterschiedliches Bild zu dem anderer Personen. Jeder hält sein eigenes sozusagen in den Händen und kann dieses deckungsgleich wieder in den Körper einbringen. Die Schulmedizin versucht zur Zeit durch aufwändige und teure Verfahren eine personalisierte Medikamentenbehandlung aufzustellen, damit diese möglichst gezielt und mit verringerten Nebenwirkungen den Patienten heilen soll. Ich kann mir gut vorstellen, dass man eine dermaßen „billige", weil einfachste Methode der Heilung über die Wasserenergie nicht anerkennen würde. So schlicht darf es in unserer wissenschaftlichen Medizinwelt nicht gesehen werden.

Auch ist man sich heute sicher, dass die Hahnemann-schen Verwirbelungen der mit Heilkräuter-Essenzen versehenen und dann verdünnten Flüssigkeiten tatsächlich durch Intensivieren der Frequenzen zu Potenzierungen der Heilenergie führen. Auch das wird durch Messungen belegt. Intensive Frequenzen statt Inhalt. Einwirken auf einer anderen Ebene des Menschen, eben der der Energie.

Hahnemann wollte Ähnliches mit Ähnlichem heilen. Ich versuche es durch Gleiches mit Gleichem. Nur: Die ganz spezielle eigene Medizin kann keiner in der Apotheke kaufen oder verkaufen. Das wird Probleme geben. Nicht für uns, denn warum sollen wir für das bezahlen, was anscheinend in uns tatsächlich wirkt? Leider kann ich selbst nur auf meine Erfahrungen zurückgreifen, und da sind die Wirkungen zwar vorhanden, aber nicht mit Sicherheit belegbar. Ähnlich ergeht es auch den homöopathischen Mitteln. Die einen nehmen an, dass sie helfen, die anderen sehen Heilwirkungen als fraglich an. So werden die Hahnemannschen Produkte zwar angeboten, aber aus dem Bezahlkontingent der Krankenkassen herausgenommmen. Der fehlenden pflanzlichen Substanz kann man einfach nicht trauen und überhaupt: Alles wirkt etwas zweifelhaft. Wie sehr muss erst mein Wasserglas für Ablehnung sorgen. Umso gespannter verfolge ich neueste Untersuchungen in diesen Bereichen. Es wird sich noch so manches zurechtrücken.

Zurechtgerückt hat sich bei mir auch das Wissen um den Solarplexus. In der Reiki-Lehre wird dem Sonnengeflecht eine besondere Bedeutung zugewiesen, auch durch ein eigenes Chakra, das besonders viel Energie in den Bauchraum leitet. Warum die

Bauchorgane besonders viel Energie nötig haben, hat sich mir erst durch das Wissen um die Aufgabe der Milz und auch der Leber erschlossen. Sie benötigen besonders viel Energie, und so nutze ich nicht den Solarplexus für meine Energieaufladung, wie es in vielen östlichen Therapien gehandhabt wird, sondern füttere direkt beide Organe durch das Auflegen meiner Hände. Mit eben auch direktem Erfolg.

Die Schulmedizin weiß, dass über den Solarplexus diverse Informationen und Steuerungsimpulse zwischen dem Hirnstamm und den Bauchorganen abgewickelt werden. Sicher kann man auch damit die Energieverteilung in alle Körperregionen erklären und dass die Energie, die ich in die Mitte des Körpers leite, auch im Gehirn ankommt.

Noch einmal zur Milz: Wenn ich das Wissen der Quantenphysik auf die Arbeit der Milz übertrage, dann wird mir klar, dass die körperliche und die energetische Ebene in einem direkten Zusammenhang stehen müssen. Wenn ich der Milz nichts als Energie zuführe, reagiert der Körper darauf mit Heilungsprozessen an anderen, den geschädigten Orten. Ich habe diese Erfahrung mit meinem Arm gemacht, bei dem ich die Heilungsschritte direkt nachvollziehen konnte. Das Verschwinden von Krankheiten der Organe geschah oftmals ohne diese direkte Wahrnehmung. Aber das Ergebnis überzeugte.

Überhaupt: Dass die Energie der Hände auf den eigenen Körper wie auch auf fremde solche Wirkungen haben könnten, hätte ich nie vermutet. Und dass wir ein Zentralorgan in uns tragen, welches für die

Organisation dieser Heilungsform rundum zuständig ist, schon gar nicht.

Meine Kooperation mit meinem quantenbegeisterten Freund hat sich also als sehr fruchtbar erwiesen. Ich habe Entscheidendes dazugelernt und endlich kann ich meinen Körper in grundlegenden Bereichen verstehen. Aber auch er hat davon profitiert, von mir als Praktikerin. Seine Netzhaut löste sich ab und er konnte auf dem Auge nicht mehr sehen. Da er vorher eine missglückte Operation hatte, sollte nach der ersten OP einige Wochen später eine zweite fällig werden. Unbedingt. Nun musste er mehrere Wochen liegen, um das Auge nicht zu überanstrengen. In völliger Verzweiflung über die Aussicht zu erblinden, legte er eine Hand auf das kranke Auge, sprach mit ihm, es solle sich doch bessern. Kann man wirklich durch geistige Konzentration Heilerfolge beschleunigen? Auch das sind nicht nur Vermutungen. Bei ihm zumindest hat es gewirkt: Er konnte plötzlich wieder sehen. Noch dazu mit einer schärferen Sehkraft als es prognostiziert worden war. Drei versierte Fachärzte staunten. Das hatte es noch nie gegeben. Und Sie wissen schon, was dann kam: Es gibt Dinge zwischen Himmel und Erde.... Doch, man hätte sie erklären können. Aber kein Arzt hat es überhaupt in Erwägung gezogen, dass jemand durch das Aktivieren seiner Selbstheilungskräfte dieses hat zustande bringen können. Und der Patient hat geschwiegen.

Ein anderer Fall macht z.Zt. die Runde durch eine staunende Ärzteschaft: die Sache mit den Nonnen. Der sie betreuende Arzt stellte fest, dass diese Damen im hohen Alter kaum an den Krankheiten litten, die für ihre Altersgenossen außerhalb ihrer

Gemeinschaft fast zum Standard geworden waren. Vor allem litten sie nicht an Demenz, sondern erfreuten sich einer kaum getrübten geistigen Potenz. Woher konnte das kommen? Sollten sich im Gehirn die nachweisbaren Alterungsprozesse nicht entwickelt haben wie bei allen anderen? Er erwarb sich von ihnen die schriftliche Einwilligung, nach ihrem Tod das Gehirn untersuchen zu dürfen. Und was fand er? Nichts, was diese geistige Potenz hätte erklären können. Die körperlichen Alterungsprozesse unterschieden sich in nichts von denen anderer Menschen. Man steht vor einem Rätsel. Ich würde argumentieren, dass diese Damen ihr Leben lang an der Kohärenz eines gefügten und zufriedenen Lebens gearbeitet haben. Sie konnten sich selbstbestimmt für diesen Weg entscheiden, wurden in eine zumeist liebevoll agierende Gemeinschaft aufgenommen, brauchten sich nicht kräftezehrend um die Aufzucht ihrer Nachkommen zu sorgen, besaßen zwar kaum etwas, dafür aber die Sicherheit eines geregelten sinnvollen Lebens. Und die Fürsorge für andere erfüllte sie mit Zufriedenheit. Dazu kam noch das regelmäßige Gebet in der Form einer Meditation, bei dem sie die Hände falteten und so für einen Kreislauf, eine Aktivierung ihres Energiestromes sorgten. Und sicher hatte auch die innige Zwiesprache mit Gott, das Sich-angenommen-und-bestätigt-Fühlen, eine stabilisierende Wirkung auf die Psyche. Es gibt kaum eine Lebensform, in der Philosophie und Praxis eine so innige Verbindung eingehen. Warum sollte das nicht Auswirkungen haben auf ein langes und gesundes Leben, das erklärbar ist durch ein ständiges Einwirken auf die Kohärenz der Energie?

In der Zwischenzeit geht auch die Schulmedizin davon aus, dass wir, um gesund zu bleiben, unseren Lebensstil überdenken sollen. Dass da etwas krank macht, was die Ärzte auch mit den besten Medikamenten nicht beheben können. Aber alle Ratschläge bleiben im Vagen hängen. Man vermutet, dass es so ist, aber man weiß nicht warum. Man hält an alten Ansichten und tradierten Handlungen fest und tut sich äußerst schwer damit, umzudenken. Die Sprachlosigkeit zwischen Arzt und Patient bleibt, die „rechte" Medizin wird nicht infrage gestellt, die Alternativen bleiben scheel angesehen. Die Chance, anders zu denken, wird vertan.

Werte Doctores, wie lange noch werden zwischen Himmel und Erde Dinge geschehen müssen, die man angeblich nicht erklären kann?

Neue Wege?

Doch, es tut sich ein bisschen was in der Schulmedizin. Es werden durchaus weniger Medikamente verschrieben, bzw. wird darauf hingewiesen, sie nur vorübergehend einzunehmen. Es wird verstärkt auf eine gesunde Lebensweise verwiesen als Grundlage eines nachhaltigen Wohlbefindens. Und darin kommt ein Gedanke zum Tragen, der in dieser Form bislang keinen Platz in der Schulmedizin hatte. Ein Arzt mischt die Schulmedizin auf, benennt ihre Schwächen und geht durchaus augenzwinkernd respektlos mit ihr um. Sie wissen schon, wen ich meine, den mit dem Knie. Unser Medienarzt bringt tatsächlich eine neue Sichtweise in den Heilungsprozess: den Humor, das Staunen, die Magie. Er hatte schon als Kind angefangen zaubern zu lernen und dieses ist sein Steckenpferd geblieben. Naheliegend, dass er diese seine Erfahrungen in seinen Beruf eingebracht hat. Und dieser trockene wissenschaftliche Stoff gehört wirklich mal aufgemischt.

Dr. med. Eckart von Hirschhausen liegt viel am Herzen. Er hat seine persönlichsten Anliegen in seinem Buch „Wunder wirken Wunder – Wie Medizin und Magie uns heilen" zusammengefasst und 2016 veröffentlicht. Er verquickt das Wissen aus seinem Medizinstudium mit all seinen Erfahrungen, die er in vielen Krankenhäusern, Anstalten, im Ausland und bei Meetings gesammelt hat, überall dort, wohin ihn seine Neugier trieb. So hat er viele Menschen in extremen Situationen kennengelernt. Und alles hat ihm gesagt: Guck über den Tellerrand! Das lohnt sich!

Er kombiniert Gedankengänge, die in der Medizin so noch nicht gesehen worden sind und erweitert das Spektrum der zu beachtenden alternativen Ansichten. Er sagt: „Ich bin den Streit zwischen Schul- und Alternativmedizin leid, die in endlosen Grabenkämpfen viel Energie verlieren und es dem Patienten schwer machen, sich in den verschiedenen Welten gut zurechtzufinden. Ich möchte erklären, wie man „wirksam" von „unwirksam" unterscheiden kann, warum das machbar ist, aber oft nicht gemacht wird. Und ich möchte Ihnen erläutern, dass den größten Hebel für Ihre Gesundheit Sie selbst in den Händen haben." Und er schließt seine Einleitung ab mit dem Vorschlag, jeder solle sich einen schönen Gedanken aus diesem Buch mitnehmen. Das Buch sei eine Wundertüte und es könnten daraus tausende schöne Gedanken entstehen.

Sein Buch ist wirklich eine Wundertüte. In rund 75 Kapiteln erzählt er Wundersames, überraschend Erlebtes, zauberhafte Begebenheiten, und in all dem lockeren Geplauder erfährt man durchaus einen ernsten Hinweis darauf, wie sinnvoll es ist, sich gesund zu erhalten: gesund zu ernähren, Sport zu treiben, zu singen, zu tanzen, miteinander zu reden, sich anderen in fröhlicher Runde zuzuwenden. Es gibt ja so viele Möglichkeiten, das Leben mit Urlaubsfeeling zu verbringen, auch wenn man keinen Urlaub hat. Danach zu suchen und dann so zu leben, ist mit Sicherheit eine schöne Sache und vielleicht auch lebensverlängernd. Zumindest lebt man intensiv und angenehm und merkt seine Wehwehchen nicht mehr. Und geht vielleicht auch nicht so oft zum Arzt, denn – und das beklagt er – der hat für jeden Patienten eben nur sechs Minuten Zeit. Und es wäre tatsächlich schön, wenn er mehr verbrauchen dürfte.

Eckart von Hirschhausen ist ein Meister darin, zu verzaubern. Und das tut er allein schon mit dem Begriff „Wunder", den er in unendlichen Varianten in die Seiten webt. Man wird einbezogen in seine Welt, in der er tatsächlich Wirkungen zusammenknüpft, die für uns überraschend sind. Wir sollen aufwachen, aktiv werden, unser Leben mit schönen Gedanken füllen und daran gesunden. Das liegt ihm am Herzen: fröhliche Patienten, die den Arzt immer weniger brauchen.

Unserem Gesundheitswesen steht er durchaus kritisch gegenüber. Unter der Überschrift „Rettet das Gesundheitswesen! Aber nicht dieses" fasst er das zusammen, was ihm aufstößt. Und das ist reichlich. Er sagt, dass er sich mit beiden Seiten, mit Medizin und Komplementärmedizin intensiv auseinandergesetzt und gesucht hat nach früheren Heilmethoden. Der Unterschied darin zu heute sei genauso krass wie das Leben, das sich geändert hat. Und so ist es nicht ganz einfach, ein gesundes Leben zu führen, um einen Krankenhausaufenthalt überleben zu können. Er sammelt erschütternde Fakten, die unsinnige Behandlungen aufdecken: das Blind-drauflos-Operieren zum Beispiel oder das Verabreichen von viel zu vielen Medikamenten, auch wenn sie als „sicher" gelten, da sie als evidenzbasiert ausgewiesen werden und randomisiert doppelblind in Studien in der heilenden Wirkung nachgewiesen wurden. Nicht nur der Contergan-Skandal sei ein Beleg für schlimmste Schädigungen. In den achtziger Jahren wurden weltweit Menschen mit Herzrhythmusstörungen mit einem bestimmten Medikament behandelt, was zu geschätzt 100 000 Todesfällen führte. Das fiel keinem auf, da diese Menschen nicht an den Herzrhythmusstörungen starben, sondern an denen, die das Medikament an anderer Stelle bewirkt hat. Andere Medikamente werden stillschweigend vom Markt genommen, sodass ihre Schädigungen nicht weiter verfolgt werden. Darum ist man bei Verschreibungen heute allgemein vorsichtiger. Aber können wir darum vor einem negativen Einwirken auf unseren Körper sicher sein? Er sagt: „Die Medizin hat viele Leichen im Keller, und bis heute wird über Risiken und Nebenwirkungen unzureichend geforscht und aufgeklärt."

Die Medien heute decken so manchen Skandal auf, die Liste ist lang und scheint immer länger zu werden. Trotzdem haben wir Glück mit unserem Krankenkassensystem, und 95 % aller Menschen der Erde beneiden uns darum. Aber das System hat sich selbst überholt. Es hat sich zu einer „Industrie entwickelt die versprach, immer effizienter und ökonomischer zu handeln, sich aber von den Bedürfnissen der Menschen abkoppelte. Es wird geröntgt und nicht geredet, es wird operiert statt abgewartet, es werden teure Medikamente entwickelt und verordnet, aber kaum einer kümmert sich darum, was die Menschen damit im Alltag anfangen." Eckart von Hirschhausen wird sehr deutlich, wenn er eine Bilanz zieht. Er meint, dass die ganze Ökonomisierung kein Geld gespart, sondern im Gegenteil zu einer Ausweitung von unsinnigen Leistungen geführt hat, die sich in erster Linie für den Anbieter lohnen und nicht unbedingt einen Patienten gesünder oder langfristig glücklicher machen.

Wie glücklich müsste Eckart von Hirschhausen sein, wenn er das Selbstheilungsprinzip der Quantenphysik in Augenschein nehmen würde: Patienten, die gesund werden, die beim Arzt Platz machen für intensive Gespräche, Geld, das übrig bleibt für sinnvolle Therapien, Medikamente, die keinem mehr schaden. Patienten, die über sich Bescheid wissen, die ihre Therapien selbst organisieren, weil sie wissen, was hilft. Und endlich Zeit und genug Geld für die, die eine intensive Behandlung benötigen. Was für ein Paradies!

Aber dieses Paradies sieht er nicht. Innerhalb des Tellers gilt es die Rezeptur zu verändern: einen Nationalen Aktionsplan Gesundheitskompetenz entwickeln, in der Universität einen Kurs für Arzt-Patienten-Beziehung einrichten und gute Internetseiten über Gesundheit zur Aufklärung der Patienten ausarbeiten. Und Ärzte sollten mehr aus der Trickkiste der Schamanen lernen: Rituale verordnen, Unterstützung in der Gemeinschaft suchen, positive Erwartungen und Selbstvertrauen fördern. Aber wenn es um bedrohliche Krankheiten geht, dann zieht er „eine ganz klare Linie". Dann ist wissenschaftsbasierte Medizin gefordert. (Interview in „Die Zeit" vom 6.10.2016).

Eckart von Hirschhausen ist den Streit zwischen Medizin und Alternativen leid. Aber trägt er wirklich zur Befriedung beider so gegensätzlicher Parteien bei? Bleibt er nicht in seiner Trickkiste stecken, die zwar den Alltag entkrampfen, aber bloß nicht am Status rühren soll? Natürlich kann man nicht von einer homogenen Gruppe der Alternativen ausgehen. Die gibt es nicht. Und es gibt grenzwertige Behandlungen ebenso wie grenzwertige Vertreter mancher alternativen Richtungen. Aber es rührt sich nichts in der grundsätzlichen Aufarbeitung der alternativen Heilformen. Ein Durchdenken ihrer Ansätze findet nicht statt. Sie bleiben eine merkwürdige, scheel zu beäugende Randerscheinung der Medizinlandschaft und sollten bitteschön auch am Rand bleiben. Draußen vor der Tür. Und wenn sie dort Spiel und Spaß verbreiten, können sie auch nicht schaden. Das ist erlaubt und das sollte reichen für den alternativen Gedanken.

Eckart von Hirschhausen belegt so ziemlich alle merkwürdig auftretenden Vorkommnisse mit dem Begriff „Wunder", so inflationär, dass man sich eben nur wundern kann. Und was er für Gedanken bei seinen Lesern anstößt, kann man nur mit einem Kopfschütteln zur Kenntnis nehmen. Vernebelt er nicht eher die Köpfe der Leser, anstatt sie zum Staunen zu bringen über echte „Wunder"-Werke? Für mich ist der Körper ein solches. Denn zu dem was wir in ihm bislang gesehen haben, kommt das dazu, was uns die Quantenphysik eröffnet. Und diese Dimension ist dermaßen erstaunlich, weil man das Wunder des Zusammenklangs, in dem alles mit allem harmonisch und sinnvoll verbunden ist, auf ein einheitliches Naturgesetz zurückführen kann. Der Körper trägt nicht nur ein vollständiges Selbstheilungssystem in sich, sondern er ist eingebunden mit seiner Lebensfunktion und Selbstheilung in das große System, das nach den gleichen Regeln funktioniert. Wir leben in dem Großen und Ganzen des Universums und müssen danach suchen, wie wir dieses alles zu einer gesunden Einheit bringen. Erst einmal in unseren Köpfen. Das würde uns zum Wundern bringen und mehr liefern als ein auflockerndes Sprachspiel.

Dass eine Wissenschaft heranreift, die dieses so verfestigte Gefüge unserer Medizinlandschaft tatsächlich aufmischen könnte und auch müsste, das kann Eckart von Hirschhausen sich nicht vorstellen. Will es auch nicht, denn der Magier braucht sein Publikum, und das hat er sich erarbeitet. In der anderen, der neuen Wissenschaft müsste erst einmal tief gegründet werden, um zu begreifen, wie fundamental dieses Wissen und wie wirkungsvoll seine Anwendungen sind bzw. sein werden. Denn noch hat sich so gut wie nichts entwickelt. Noch gibt es bei uns keine offiziellen Vertreter, keine Gesundheitszentren mit Beispielcharakter und schon gar keine medizinische Forschung auf diesem Gebiet. Das steckt noch nicht mal in den Kinderschuhen, und ehe die Quantenheilung als Disziplin Anerkennung findet, müssen ganze Gedankengebäude zum Einsturz gebracht werden, da reicht wirklich der Blick über den Tellerrand nicht aus.

Ich denke, es wäre wichtig, sich einmal aus dem Teller heraus zu begeben, um aus der Distanz klarer beurteilen zu können. Denn so perfekt, wie die Schulmedizin sich darstellt, ist sie von einer System-Blindheit nicht verschont geblieben. Sie charakterisiert sich durch das Bild des Tellers und eben Tellerrandes durchaus selbst:

Ihr Süppchen ist nach eigener Rezeptur gekocht und in den Teller gegossen, der mit seinem Rand ein Überfließen, ein Vermischen mit dem was draußen ist, verhindern soll. Das Rezept ist dazu noch in einer eigenen Geheimsprache verfasst, die nur dem Insider verständlich ist und es wie unter einer Käseglocke unter Verschluss hält. Wird nun die Käseglocke einmal hochgehoben und ein anderer Gedanke versucht von außen einzudringen, wird sie ganz schnell wieder geschlossen. Und so bleibt es für Eckart von Hirschhausen und sicher nicht nur für ihn völlig unverständlich und utopisch, wenn in der Quantenphysik ausgesagt wird, dass angeblich hunderte von Krankheiten geheilt werden können und das zu 100%. Das kann einfach nicht sein.

Ich liege sicher nicht falsch darin, Ihnen, dem Leser, zu unterstellen, dass auch Sie das für unglaubwürdig halten. Hunderte vor Krankheiten und dann noch voll und ganz geheilt - wie kann das möglich sein. Ich möchte beispielhaft einen Weg beschreiben, den viele von Ihnen schon gegangen sind, und kaum jemandem wird die Bedeutung der Energie auf diesem Weg bewusst geworden sein:

In jedem Leben gibt es Phasen, an denen wir an unsere Grenzen kommen. Nichts geht mehr, wir fühlen uns antriebslos und schwach. Eine Überforderung kann viele Gründe und Auslöser haben, und wenn wir sinnvoll dagegen steuern, wird sich die Überbelastung unseres Systems wieder erholen. Durchaus nicht immer. Und so suchen wir Hilfe bei dem Arzt unseres Vertrauens. In dieser Vorphase einer Krankheit wird er Beistand leisten, den Rat zu einem gesunden Lebensstil geben, auf Sport verweisen, vielleicht auch eine Sportkur anraten oder ein Krafttraining verschreiben. Und zum Aufhellen des Gemüts gibt es eine große Bandbreite an Psychopharmaka. Dass es in dieser Anfangsphase um nichts anderes als ein Defizit der Energie geht, dringt nicht ins Bewusstsein. Und schon gar nicht, dass ein gezielter Energieaufbau dem Körper die Hilfe geben würde, die er selbst zur

Harmonisierung und zum Ausgleich der spezifischen Schwachstelle einsetzen könnte. Der Arzt gibt seinen gut gemeinten Rat im Sinne unseres Mainstream-Denkens, bedenkt aber nicht, dass Sport in erster Linie Kraft kostet und zwar die, die der Patient eben nicht hat. Und Psychopharmaka belasten die Leber und nötigen sie, zusätzliche Energie zum Abbau der Toxine aufzubringen. So richtig etwas anfangen mit dem Patienten kann der Arzt nicht, denn seine Symptome deuten noch auf keine Krankheit hin. Zumeist lässt diese nicht lange auf sich warten, denn ein aufbauender Energieausgleich hat nicht stattgefunden, und je nach der Art der Belastung setzt sich etwas fest, was unter „Krankheit" verbucht werden kann. Nun ist der Patient in der Arztpraxis willkommen. Seine Krankheit bekommt einen Namen, sie ist nachweisbar in der Blutuntersuchung und sie wird beschrieben in medizinischen Nachschlagewerken. Und natürlich gibt es dafür Medikamente, für jede spezifische Krankheit findet der Arzt eine Reihe von Angeboten. Der Patient nimmt sie normalerweise vorschriftsmäßig ein und ist sich sicher, für seinen Körper das Bestmögliche zu tun. Dass sich weitere Krankheiten einschleichen, die mit neuen Mitteln behandelt werden, nimmt er irritiert zur Kenntnis. Aber man ist ja in besten Händen, und mit dem Alter hat man eben Krankheiten in Kauf zu nehmen. So prägt jeder eine ansehnliche Ansammlung von Krankheiten aus, nicht jeder gleich hundert, aber da jeder Mensch auf einer anderen Schwachstelle seine Krankheiten aufbaut, entwickeln sich in der Menge unübersehbar viele einzelne Krankheiten, die alle einen eigenen Namen haben und weitgehend isoliert gesehen und behandelt werden. Dass diese alle auf den einen ursprünglichen Auslöser des Energiedefizits zurückzuführen sind, wird nun erst recht nicht mehr deutlich. Und jedes Medikament belastet aufs Neue den Körper und bildet die Grundlage für eine weitere Schwächung des Systems. Gut geht es dem Patienten schon lange nicht mehr, und die Angst vor weiteren Krankheiten lässt ihn immer hilfloser zurück.

Ein Beispiel ist für mich besonders auffällig: Herzkrankheiten. Kommt ein Patient mit Herzrhythmusstörungen zum Arzt, wird der ihn mit Sicherheit darauf hinweisen, dass er „kürzer treten" muss. Denn in dem Stadium ist es offensichtlich, dass Überbelastung die höchstwahrscheinliche Ursache ist. Mit diesem Rat und einem gut gefüllten Rezept und vielen guten Vorsätzen verlässt der Patient die Praxis. Aber wie soll es ihm gelingen, aus dem täglichen Trott auszusteigen? Er weiß nicht, dass es einfache und natürliche Möglichkeiten gibt, dem Herzen genau das zuzuführen, was es dringend braucht: Energie, damit es seinen gleichmäßigen Pumpvorgang wieder einrichten kann. So verlässt er sich weitgehend auf die heilende Wirkung der Medikamente, nicht ahnend, dass er sein Herz zwar antreibt, seine Arbeit zu verrichten, damit aber das Energiesystem von neuem überbeansprucht. Und die Leber, die die Toxine der Medikamente wieder abbauen muss, verbraucht für ihre Arbeit zusätzliche Energie, die dem Körper fehlt. So schaukelt sich ein Defizit nach dem anderen auf. Das Herz reagiert mit neuen Krankheiten, bis es schließlich ganz zu versagen droht und nur eine Transplantation den Patienten retten kann. Deutschland steht auf der Liste der Herztransplantationen ganz weit oben, und unsere Ärzteschaft ist stolz auf diesen

Erfolg. Das sollte sie auch sein, wenn es nur diesen einen Weg geben würde, Menschen das Leben zu retten. Aber die Gedanken nur auf das Ziel eines äußerst belastenden Organauswechsels zu richten und den Weg nicht sehen zu wollen, der bereits in einem frühen Stadium den Körper wieder leistungsfähig und damit grundlegend gesund werden lässt, macht mich fassungslos. Wie kann es sein, dass wir uns trotz unserer so hochgradig ausgebildeten Intelligenz in ein Hamsterrad eines Gedankengefüges begeben, das wir unentwegt verfolgen. Oder vielleicht sogar wegen dieses so intelligent entwickelten Mainstreamweges? Müssen wir zu viel von dem hinter uns lassen, was wir mit viel Arbeit und Einsatz erworben haben, wenn wir uns auf die ganz einfache aber grundlegende Logik der energetischen Versorgung gedanklich rückentwickeln? Hunderte von Krankheiten zu heilen und das nur durch Handauflegen? Wie unrealistisch muss das anmuten.

Nun, die Quantenphysiker sagen zwar aus, dass Energiezufuhr zu Heilungen führt, nur über die Art und Weise, wie das erfolgen könnte, machen sie keine, bzw. keine konkreten Aussagen. Die finden wir aber durchaus bei den Alternativen. Jede dieser Gruppierungen stellt ein eigenes System der Energieübertragung vor, das jeweils variiert, aber auf ähnlichen Grundlagen aufbaut. Man kann diese vergleichen und sich entscheiden, welche Handhabung einem zusagt. Da es kein genormtes Behandlungskonzept gibt, kann man sein persönliches Aufladerezept entwickeln und das an den Heilungserfolgen festmachen. Wichtig ist aber, dass man sich an Erfahrungswerten orientiert, um Vorgänge, die man an sich beobachtet, einordnen zu können. Man wird Erstaunliches erleben und sich selber in einer neuen Sichtweise entdecken. Aber ein grundlegendes Recht auf diese prognostizierte 100%ige Heilung hat man nicht. Wenn der Körper bereits deformiert ist und Krankheiten sich aufeinandergelegt haben, ist ein vollständiger Heilungsprozess kaum mehr möglich. Mit Sicherheit jedoch würde ein früher Einsatz von zusätzlicher Energie Krankheiten gar nicht erst entstehen lassen, und jeder Anflug von neuer Überbelastung würde von einem bis dahin gesund funktionierenden System abgewendet werden können und sattelt sich nicht auf bereits vorhandene Missstände auf.

Gerade weil unser allgemeines Leben von dem Umgang mit Energie bestimmt wird, ist wohl jedem Patienten sehr eindeutig begreiflich zu machen, dass und wie sie auch in unserem Körper grundsätzlich wirkt. Und eben auch, dass jeder für sich und seine Lieben Entscheidendes dazu beitragen kann als ein in weiten Bereichen mündiger Patient, der durch schulmedizinische Nachweise Belege für Heilungserfolge erhält und eben nicht mehr nur Belege für neue Krankheiten.

In der Krankheit Covid-19 wird besonders viel von Immunität gesprochen. Und alle Menschen mit gestörter Immunität stehen im Fokus erhöhter Vorsicht. Sie haben eine nachvollziehbare Angst vor Ansteckung, denn noch kann auch die beste medizinische Versorgung ein massenhaftes Sterben nicht verhindern. Und nun sucht man, in unserem tradierten Denken verwurzelt, nach einem Impfstoff, der die Viren an ihrem zerstörerischen Werk hindert. Aber man sucht auch nach einem Mittel, das die Immunität aufbaut. Ein Zeitungsbericht über die Forschung an der Medizinischen Hochschule Hannover weist darauf hin, dass ein neuer Tuberkulose-Impfstoff entwickelt wird, der die körpereigenen Abwehrkräfte stärken und somit den Ansteckungsprozess auch für Covid-19 mindern soll.

Und schon bin ich wieder bei meinem Thema: Wer legt eigentlich fest, dass unser Immunsystem nur auf dem Weg eines einzunehmenden Mittels gestärkt werden kann? Wer hindert uns daran, den Menschen als ein auf Energie basiertes Konstrukt zu begreifen? Die Stärke der Schulmedizin ist sicherlich, durch Untersuchungen die kleinsten Erreger und ihre Wirkungen zu belegen. Aber diese Erreger hält der Körper durch sein intaktes und ausgeglichenes Energiesystem im Gleichgewicht und benötigt in erster Linie nicht einen zuzuführenden chemischen Stoff, sondern Energie für seinen Haushalt, damit er ihn ausgewogen und kohärent gestalten kann. Brauchen wir die Qual einer Pandemie, um uns darüber Gedanken zu machen? Oder werden wir im Nachhinein, nämlich dann, wenn die entwickelten Impfstoffe die Krankheit wirkungsvoll besiegen, vergessen, was uns tatsächlich schützt – und eben nicht nur vor Corona? Was muss noch geschehen, um ein „anderes" Denken sinnvoll erscheinen zu lassen?

Noch verweisen wir alle Gedanken über Heilerfolge durch Energie in den Bereich der Utopie. Mehr noch, wir geben der Bedeutung der Energie in unserem Körper überhaupt keinen Raum. Den Gedanken an Energie beschränken wir auf den Sport, der dann ohne Zweifel gesund ist, wenn er unsere Energiereserven auftankt. Ratschläge gehen schon dahin, Sport nur gemäßigt zu betreiben. Und vielleicht hat dadurch sich auch Yoga einschleichen können in ein respektiertes Gesundheitsangebot. Und natürlich ist es das gesunde Essen, das uns Energie zuführt, wobei die Frage des Gesunden kleinteilig kontrolliert wird durch die Inhaltsstoffe der Mahlzeiten. Nicht durch die Intensität der energetischen Schwingungen. Das aufzubereiten wäre ein neues grundlegendes Unterfangen. Und was uns die Natur nicht ausreichend zu bieten scheint, gleichen wir durch künstlich erzeugte Stoffe aus. Wir denken nur in dem Bereich der chemischen Reaktionen, deren Wirkung wir durch Untersuchungen belegen können. Wir denken nicht an die Grundsubstanz, die diese Reaktionen auslöst und überhaupt erst möglich macht. So, als wäre sie völlig belanglos, mehr noch: einfach nicht vorhanden.

Für die Schulmedizin ist sie so gut wie nicht vorhanden. Energie kann man nicht sehen, darum hält man sich an den sichtbaren Funktionen des Körpers fest. Man könnte sie messen und die Messwerte in Beziehung setzen zu den Ergebnissen der chemischen Untersuchungen. Man könnte sie vergleichen mit den Aussagen der Patienten über ihre Beschwerden und Heilerfolge. Man könnte so vieles und damit die Heilung über die Energie der Hände aus der Zone des Unlauteren herausholen. Man könnte mit den Kenntnissen der Quantenphysik den Körper rational begreifen in dem Zusammenspiel all seiner Ebenen.

Aber genau daran mangelt es. Und so lange bleibt das Heilen mit den Händen in den Händen der Laien, oft in tradierten Heilformen belassen, von den Grundgedanken der Quantenphysik weitgehend verschont. Und selbst wenn Quantenheilungen angeboten werden und darüber Bücher wie z.Z. vermehrt erscheinen, bleiben dieses Wissen und die Erfahrung damit im Privaten hängen. Welch mühsamer Weg steht noch bevor.

Und ich frage Sie, werte Doctores, die dieses Buch lesen:

Möchten Sie nicht der Arzt sein, der dem Geheimnis der Energie eine Chance gibt? Der in dem „anderen" Denken für seine Patienten, aber auch für sich einen guten erfolgversprechenden Weg sieht? Der sich wirklich über den Tellerrand hinaus begibt, um mit denen zu kommunizieren, die andere Erfahrungen einbringen? Der für eine Einheit sorgt und nicht die Trennung noch verfestigt. Der nicht bei dem lapidar geäußerten „Wenn's hilft" stehenbleibt. Der sich neu wissenschaftlich orientiert.

Auf einem Buch fand ich folgende Aufschrift:

„Die Medizin wäre gut beraten, wenn sie sich von der linearen Dreidimensionalität einer Newton'schen Physik lösen und sich stattdessen der Physik des 21. Jahrhunderts zuwenden würde. Andernfalls wird sie keine Naturwissenschaft mehr sein."

Das Buch „Heilung verstehen – Wie der naturelektrische Organismus des Menschen seine energetische Harmonie wiederfindet" wurde 2014 von Dr. Manfred Doepp und Alexander Glogg herausgegeben. Sie beschreiben sehr detailliert die Wirkungsweise der elektrischen Vorgänge im Körper, warum es zu Störungen kommt und wie diese behoben werden können. Sie gründen ihre Überlegungen darauf, dass Elektrizität ein natürliches Phänomen ist, das unbedingt zur Natur des Menschen dazugehört. Auf Seite 17 lese ich folgendes:

„Unser irdischer Leib ist Batterie und (Strom-) Kraftwerk, ist Elektroleiter und Antenne, ist Sendemast und Empfangsanlage. Jeder „Funken" Leben in uns ist ein elektrischer Funke, der sogar in der sogenannten Schulmedizin ganz selbstverständlich mit den verschiedensten Verfahren ausgemessen wird: Der Stromfluss in den Muskeln beispielsweise wird über das Elektromyogramm (EMG) dokumentiert, der Stromfluss in den Nerven über das Elektroneurogramm, derjenige des Herzens über das Elektrokardiogramm (EKG) und jener im Gehirn über das Elektroenzephalogramm (EEG).

Doch so selbstverständlich solche elektrischen Analyse- bzw. Diagnosemethoden längst sind, die weiteren logischen Schlüsse, die man aus den wissenschaftlichen Grundlagen dieser auf dem naturelektrischen Menschen basierenden Technologien ziehen müsste, bleiben bis heute meistens aus. Wenn alles Elektrizität ist, was das Lebendige in unserem Körper auszeichnet – warum finden sich dann (in der Schulmedizin) nur so wenige auf Elektrizität basierende Therapieformen in Arztpraxen und Kliniken? Gemeint ist hier nicht die Apparatemedizin via Steckdose, die selten den Eintrag von „Elektronen" in die Körper zu Therapiezwecken vorsieht.

Warum gibt es bis heute so gut wie keine (schulmedizinischen) Erkenntnisse darüber, wie man aus einem dynamischen elektrischen Modell des Menschen heraus Krankheit und Gesundheit definieren könnte. Und darauf aufbauend ganzheitliche Diagnostik und wirksame Therapie zur Heilung? Warum wird der Natur-Elektrik des Menschen so wenig Bedeutung beigemessen bei der Entschlüsselung von dem was Krankheit – bis hin zum Krebs – auslöst. Und demnach aufgrund dieser Erkenntnisse eine erfolgreiche (elektrische) Prophylaxe und Heilung längst aussehen könnte?"

Sie wissen, wovon sie reden, denn sie gehören zu den wenigen Ärzten/Therapeuten, die ihr theoretisches Wissen durch praktische Erfahrungen begründen können. Sie haben am schweizerischen Bodensee das „GesundheitsZentrum QuantiSana" eröffnet und es ganz auf die Erkenntnisse der Quantenphysik ausgerichtet. So steht im Vordergrund die gründliche Analyse der Krankheitsursache, die auf verschiedenen Ebenen ihren Ursprung haben kann. Der Patient wird aber auch zur Eigenverantwortung verpflichtet, denn er muss seine Gesundheit nach dem Aufenthalt erhalten wollen. Das erfahrene Kompetenzteam hat ein medizinisch-therapeutisches   Gesundheitskonzept erarbeitet, das den Menschen als Ganzheit sieht und ihn durch Therapien in allen Bereichen aktiviert. Wichtig ist für die Therapeuten dabei, dass die Patienten verstehen, was in ihnen wie funktioniert, umso effektiver sehen sie den Eigeneinfluss auf den Gesundungsprozess. Vorrangig werden unsere Zivilisationskrankheiten behandelt in nachhaltigen Therapien, die den Erkenntnissen der Quantenphysik entsprechen. Aber wenn notwendig, werden auch herkömmliche schulmedizinische Verfahren in den Therapieansatz integriert.

So geht es auch, denke ich. Zum ersten Mal höre ich, dass der Körper in seiner Quantenfunktion vorrangig in den Blick genommen und nicht als alternativ und dadurch nicht ernst zu nehmen in die Nachsorge gedrängt wird, denn das Wort komplementär bedeutet ergänzen. Die schulmedizinische Behandlung „ergänzen". Zweite Reihe.

Wenn Sie, werte Doctores, in der Zwischenzeit wissen, welche Art Arzt Sie sein wollen, möchte ich Ihnen sagen, welche Patientin ich sein möchte. 2017 haben wir das Lutherjahr gefeiert und damit den 500. Tag der Reformation. Heute wird kaum noch jemand anzweifeln, wie wichtig es war, sich gegen die Ungerechtigkeit katholischer Praktiken und gegen deren Übermacht zu stemmen. Für mich war der Tag Anlass, über unsere Zeit nachzudenken. Und was meinen Sie, fiel mir dabei ein? Sie wissen es schon: unser medizinisches System. Ich setzte mich hin und schrieb aus dem Stegreif alles das auf, was ich zu sagen hatte. Ich kam locker auf 95.

Nun möchte ich nicht alle 95 Thesen aufschreiben, ich möchte nur die Quintessenz ausdrücken, die mir im Verhalten zu meinem Arzt wichtig ist, und damit meine ich vorrangig den Arzt, der sich mit meinen inneren Vorgängen im Körper abgibt.

Ich möchte

- spüren, dass der Arzt mich als Person wichtig und meine Aussagen ernst nimmt.

- von ihm Gründe und Zusammenhänge erklärt bekommen, die aus seinem fundierten medizinischen Wissen für mich verstehbar sind.

- mit ihm gemeinsam Behandlungspläne erstellen, die meiner umfassenden und nachhaltigen Gesundheit dienen.

Das sind wirklich grundlegende und verständliche Wünsche, die jeder Patient hat. Aber für mich setzen sie voraus, dass dieser Arzt sich auch in der Gedankenwelt der Energie bewegt und Ansätze durchdenkt in der Beziehung von Missständen in meinem Körper zu fehlender oder fehlgeleiteter Energie. Der weiß, wie ein Energieaufbau meine Gesundheit fördern kann. Ich denke voller Trauer an die Jahrzehnte meines Lebens, die ich hätte gesund verbringen können, hätte ich ein konkretes Wissen über meinen energetischen Körper gehabt – hätte ein/der Arzt eine Anamnese gemacht – hätte die Schulmedizin Verbindungen gesehen... Hätte, hätte, hätte. Dass sich ein „Wunder" jenseits der Schulmedizin ergeben konnte, hat mir die Diskrepanz umso deutlicher gezeigt zwischen dem was ist und was sein könnte. Aber müssen wir wirklich auf den Zufall warten, der uns ein Wunder beschert? Wie viele Menschen wissen sich nicht zu helfen und verharren in ihrem Schicksal, wenn sie nicht offiziell von anderen Möglichkeiten erfahren. Einfach zu wissen, dass es auch andere Wege, andere Sichtweisen gibt. Dass Optionen angeboten werden, die als seriös angesehen werden und Vertrauen aufbauen. Kluge Reformen müssen her.

Dr. Manfred Doepp und Alexander Glogg wollen das „kranke Krankheitswesen" zu einem „gesunden Gesundheitswesen" revolutionieren. Und mit ihrer Idee und der praktischen Umsetzung scheinen sie vollen Erfolg zu haben. Ihr „QuantiSanaZentrum" ist auf Monate ausgebucht. Sie erweitern es ständig, obwohl sie das eigentlich nicht wollen, denn sie wollen ja, dass ihre Patienten gesund werden und nicht mehr ihre Hilfe benötigen. Wäre das nicht auch für uns ein neuer Gesichtspunkt? Ich zweifle nicht daran, dass unsere Mediziner das nicht eigentlich auch möchten. Aber der Mainstream-Weg ist so sehr auf ein Verbleiben in einem zwar erträglichen, aber eben Krankheitszustand ausgerichtet, dass gesunde Patienten ihn untergraben würden. Nicht umsonst sind, wie man jetzt feststellt, viel zu viele Krankenhäuser gebaut worden. Und mit zu viel Gesundheit rentieren sie sich nicht mehr.

„QuantiSana" ist ein Privatunternehmen in der Schweiz und es wird finanziert von einer Gruppe von Menschen, die von dieser Idee überzeugt sind. Dafür setzen sie ihr Geld ein. Bei uns kann ein solches Vorhaben nur bedingt ausgeführt werden. Aber hat nicht Friedrich Eduard Bilz ehemals klein angefangen und nur fünfzehn Patienten in seinem Sanatorium aufnehmen können? Entstanden ist der großen Nachfrage wegen ein großes Unternehmen, alles nur, weil die Patienten in den Naturheilverfahren ihre Chance sahen.

Bei uns sind die Kurorte wegen der Sparmaßnahmen zum großen Teil verwaist, doch die Gebäude stehen noch und die Infrastruktur ist vorhanden. Wie wäre es, mit einem neuen Ansatz wieder Leben in diese Bäder zu bekommen? Die Menschen sehnen sich danach, gesund zu werden und das auf eine gründliche und natürliche Art. Und die ständige Absage, dass das, was ihnen helfen könnte, abgelehnt wird und erst erstritten werden muss, macht sie mürbe. Bei Medikamenten wird eher zugestimmt, aber wir sollen/müssen auf die preiswerteren Generika umsteigen. Im Allgemeinen bekommen wir das bezahlt, was wir nicht wollen und müssen das selbst finanzieren, von dem wir meinen, dass es uns helfen könnte. Kein Wunder, dass so viel im Müll landet. Und die Menschen bleiben verwirrt und hilflos zurück. Was ist das für ein System. Und weil alles teurer wird, weil Löhne steigen und der Pflegenotstand behoben werden muss, weil die Pharmafirmen mit Tricks arbeiten, um alte Medikamente teurer auf den Markt zu bringen, weil alles den Gesetzen des Marktes unterworfen ist, werden Menschen nicht gesünder. Dabei finanziert jeder von uns mit hunderten von Euro jeden Monat dieses System und hat doch keinerlei Einfluss darauf. Keiner wird gefragt, was er stattdessen möchte. Und jeder kann nur froh sein, wenn er halbwegs gesund durchs Leben kommt. Was wünscht man sich zum Geburtstag? Gesundheit. Doch die ist zum Angstfaktor geworden in unserer total auf Sicherheit und Versicherungen fußenden Gesellschaft. Sicher fühlt man sich gar nicht mehr. Und schon gar nicht sicher aufgehoben.

Wer krank wird, begibt sich in einen wahren Marathon. Der Hausarzt, bei dem man oft erst nach Warten einen Termin bekommt, arbeitet gründlich und regt Untersuchungen an, die er selbst nicht durchführen kann. Also neue Termine bei anderen Ärzten, vielleicht in anderen Städten. Warten darauf, dann die Frage: Wie komme ich dahin? Selbst ein Patient, dem man es aufgrund seines Alters und seiner Krankheit nicht zumuten kann, öffentliche Verkehrsmittel zu benutzen, muss Privatleute bitten, ihn zu fahren. Taxi? Auf eigene Kosten. Stress pur. Nichts zum Gesundwerden. Bekommt man Therapien verschrieben, begibt man sich in das gleiche Dilemma: Termine, Fahrmöglichkeiten, Kämpfen um die Bezahlung. Und wird ein Krankenhausaufenthalt unvermeidbar, gibt man sich und seine Persönlichkeit ab an Ärzte, die nur diese eine Krankheit sehen und behandeln wollen. Der Patient versteht von dem medizinischen Chinesisch kein Wort und wird kaum eines Wortes bedacht. Dafür macht man Bekanntschaft mit vielen hochspezialisierten Gerätschaften. Für den Patienten bleibt nur der Wunsch: Raus hier. Bloß raus! Doch wenn er nach einer OP nach wenigen Tagen entlassen wird - und auch eine Reha bringt meistens nicht die gewünschte Leistungsfähigkeit zurück - geht zuhause die Hilflosigkeit weiter. Da viele, vor allem alte Leute allein leben, ist die Angst vorprogrammiert, ins Alten- oder Pflegeheim abgeschoben zu werden und ihr geliebtes Zuhause zu verlieren. Trägt das alles zum Gesundwerden bei? Welche Wahl hätten wir gerne, welche haben wir?

Ich hätte so meine Vorstellungen, wie es sein könnte:

Unsere kleinen Krankenhäuser sollen zum Leidwesen der Bevölkerung geschlossen werden. Insofern kann ich es verstehen, weil ich nicht eine unnötige Operation machen lassen möchte, um die Fallpauschale für den wirschaftlichen Nutzen zu erbringen. Die Krankenhäuser stehen unter immensem Druck, genügend Geld zum Erhalt zu erwirtschaften. Daran hängt ihre Existenz und das der vielen Mitarbeiter. Ein Krankenhaus ist für eine Stadt ein wesentlicher Wirtschaftsfaktor. Aber Ausstattung und Unterhalt kosten einfach zu viel, um sich zu rechnen.

Wie wäre es, wenn wir aus Krankenhäusern Gesundheitszentren machen würden. Der Name allein stimmt schon viel hoffnungsfroher. Sowas gibt es sicher schon, vor allem in den neuen Bundesländern. Das wäre nichts Neues. Und doch ist mein Ansatz ein anderer.

Ein Krankenhaus ist groß und es könnten sich dort alle Sparten niederlassen, die zum großen Bereich der Medizin gehören:

Praktische Ärzte und wesentliche Fachärzte, eine ambulante Unfallchirurgie, Notaufnahme, Physiotherapeuten und Chiropraktiker, aber auch Psychotherapeuten, Lebensberatung, Sucht- und Ernährungsberatung. Das Neue daran wären aber Energie-Spezialisten, deren Ausbildung es im medizinischen Bereich noch nicht gibt. Warum sollte es neben den Ernährungs- und Bewegungs-Docs nicht auch Energie-Docs geben?

Warum sollten nicht bei der Aussage der Patienten über Müdigkeit und Schwäche sofort Energie-Spezialisten in Aktion treten? Warum sollte nicht bei jeder langandauernden Krankheit ein Energiecheck gemacht werden? Doch da geraten wir in ein Dilemma: Es gibt keine gemessenen Werte, keine Vergleichswerte. Natürlich kann Energie gemessen werden, wir hätten alle Geräte dafür. Aber keiner hat sich bereiterklärt, das beim Menschen festzulegen. Es gibt Blutuntersuchungen in jeglicher Form und sie dienen als Grundlage für Diagnosen und für das Verschreiben von Medikamenten. Alle Werte chemischer Reaktionen können ermittelt und miteinander verglichen werden. Energie? Fehlanzeige.

Dabei wäre es so wichtig, wenn der schulmedizinische Arzt in einem ständigen Austausch mit dem Energie-Doktor seine Erfahrungen erweitern würde. Wenn der Patient sich bei beiden aufgehoben fühlen würde. Wenn Arzt und Patient das Sinnvolle einer Energie-Therapie begreifen würden und der Patient sich dabei durchaus selbst helfen könnte. Wenn ihm das Dilemma der chemischen Pharmazieprodukte abgenommen würde und durch sinnvolle Behandlungen ersetzt werden könnte.

In Zusammenarbeit mit allen nur möglichen Gruppierungen und Therapiemöglichkeiten könnte ein solches Gesundheitszentrum zum Mekka für den kranken Bundesbürger werden. Und stellen sich trotzdem schwierige Krankheiten ein, findet sich der Patient sicher gut aufgehoben in spezialisierten Kliniken. Dort kann operiert und behandelt werden nach neuestem medizinischem Standard mit ebenfalls neuesten medizinischen Geräten.

Wie viel Unangenehmes würde wegfallen, wieviel Positives entstehen. Es gäbe nicht mehr den Zoff zwischen Schulmedizin und Alternativen, da der Energiebereich als gleichwertig angesehen würde. Und die verschiedenen bisher als alternativ angesehenen Behandlungsformen würden in ihrer Wirksamkeit mit der Schulmedizin abgeglichen werden. Dort könnten sie ihr Qi fließen lassen, ohne von der Presse abgestraft zu werden. Gleichwertigkeit zum Wohle des Patienten.

Wer sollte für ein solches Gesundheitsparadies zuständig sein? Ich denke: in erster Linie die Schulmedizin. Sie hat sich zu bewegen und mit ihr das gesamte Gesundheitssystem. Und jeder, der auch nur annähernd das Wohl des Patienten auf seine Fahnen schreibt, muss erstmal bei sich anfangen und lernen. Er muss begreifen, warum eine neue Wissenschaft aufgezogen ist, die unser Dasein endlich umfassend erklärt und unser gesamtes Leben begründet. Es ist genug hinter der Tür zu finden, doch die muss man erst einmal aufmachen.

Ich bitte Sie, werte Doctores, machen *Sie* die Türen auf.

Können wir uns das leisten?

Es wird viel von uns verlangt werden. Nein, nicht von den Patienten. Sie würden ja immer noch das finden, was sie im schulmedizinischen Bereich gewohnt sind. Und wer damit bislang zufrieden war, wird es auch nicht geändert haben wollen. Für den bleibt die medizinische Versorgung wie sie ist. Aber da gibt es den großen Teil der Patienten, die ihre Medizin bislang im Mülleimer entsorgt haben, weil sie sie nicht vertragen haben oder eben keine Chemie schlucken wollten. Die neue Erweiterung wird für sie endlich das bringen, was sie sich insgeheim wünschen: mehr Chancen auf Gesundheit, mehr Verstehen der eigenen Krankheitsursachen, mehr Einsatz für ein gesundes Dasein mit Therapien, die nicht den Körper vergiften.

Aber das System wird sich ändern müssen, von der Lehre über die Ausbildung bis zu der Organisation des Angebotes. Und natürlich die Bezahlung. Die Krankenkassen rechnen mit jedem Cent und versuchen Kosten einzusparen wo es nur geht. Und nun wollen auch noch die Alternativen gleichwertig an dem Kuchen beteiligt werden. Das ist schier unmöglich.

Zuerst einmal scheint das alles nur umständlich und kostenintensiv zu sein. Eine Umstrukturierung erfordert ein neues Denken in ganz vielen Bereichen. Aber es geht erst einmal darum, neu zu denken. Man kann nur etwas vertreten, wenn man von den Inhalten überzeugt ist. Und das kostet zuerst einmal nicht viel.

Nicht nur hinter den Türen, sondern in wissenschaftlichen Verlagen werden so viele neue Gedanken publiziert, dass man sich einlesen kann. Natürlich geht das neben dem stressigen Beruf kaum, aber wenn man Interesse hat, findet man immer wieder Ansatzpunkte, die sich allmählich ergänzen zu einer verstehbaren Aussage. Wenn man schon mal den Satz „Beim Menschen ist alles ganz anders" in die Tonne tritt, ein Satz, der mich fassungslos gemacht hat, als ich einen Radiologen über das Wirken der Energie im Körper befragte, da doch alle Materie schwinge. Das gilt überall, sagte er, aber beim Menschen nicht. Nun, damals wusste ich noch nichts von René Descartes und seinem Menschenbild. Mir ist durch dieses erst bewusst geworden, wie tief das Denken der Medizin verwurzelt ist in dem Ansinnen der Allmacht über den Körper. Und diesem Zerstückeln, Zerschneiden, Selektieren und Trennen in Einzelgebiete, dem Erforschen minimalster chemischer Reaktionen in winzigsten Teilen, steht natürlich die alles verbindende und sich selbst regulierende Energie völlig konträr gegenüber. Der Körper braucht in erster Linie Energie und dann regelt er den Rest von selbst. Diese beiden Gedankenpole trennen Welten. Wobei ich mich nicht auf die Aussage festlegen lassen will, dass man mit der Zufuhr von Energie allein alle Krankheiten besiegen kann und den ewig gesunden Menschen schafft. Aber ein Gesundbrunnen könnte es schon werden. Die Frage stellt sich: Wollen wir uns den gesunden Menschen leisten?

Ich stelle die Frage einmal andersherum: Können wir uns den Menschen auf Dauer leisten, den wir heute produzieren?

Die Menschen sind nicht gesünder geworden trotz unseres hervorragenden Gesundheitswesens, sagt Eckart von Hirschhausen. Und auch nicht glücklicher. Auf das Glück werde ich im nächsten Kapitel noch eingehen. Wir sind nicht nur nicht gesünder geworden. Wir produzieren ständig neue Arten von Krankheiten, die kaum verstehbare Namen tragen, und wir fragen uns, wo diese Krankheiten herkommen. Ist es die Umwelt mit ihrer Giftverseuchung, spielt das Klima auch in uns verrückt, sind es die chemischen Pharmaprodukte, die den Körper verseuchen, oder ist es der Stress, der unsere Kräfte übersteigt und uns auslaugt. Vor gut zwanzig Jahren hat uns das Wort Burnout einen Schrecken eingejagt, nun ist es die mangelnde Immunität. Beide Faktoren allein lassen den Menschen zum Invaliden werden mit einer langen Leidenszeit. Die Pharmafirmen haben Hochkonjunktur, denn für jede neue Krankheit entwickeln sie ein spezielles Medikament. Und je mehr Menschen krank werden, umso mehr zahlt sich diese Forschung in klingender Münze aus. Sie wollen sich natürlich die Kranken leisten, und sollte das Verschreiben von Medikamenten zurückgehen, werden sie natürlich den Abbau von Arbeitsplätzen beklagen.

Aber können wir uns wirklich so viele kranke Menschen leisten?

Jeder, der in seiner Firma, an seiner Arbeitsstelle ausfällt, kostet. Unser System erhält ihn, egal wie lange er arbeitsunfähig ist. Für die anderen bedeutet das, seine Arbeit auffangen zu müssen, da das Geld für eine neue Kraft nicht vorhanden ist. Die Überlastung macht auch die anderen krank und so wird eine Spirale in Gang gesetzt, die nicht zu stoppen ist. Sie dreht sich unaufhaltsam weiter und wird zum ganz großen Problem unserer Gesellschaft werden. Wenn wir sie nicht aufhalten. Noch werden Pillen entwickelt, die den krankmachenden Stress abbauen sollen. Und das Immunsystem aufbauen. So mancher Reklame-Slogan wird dabei zum Ohrwurm. Und wenn Stress und Immunität allein auf der Ebene der Energie angesiedelt sind? Wie sollen da Pillen helfen? Wie können chemische Produkte Kohärenz im energetischen Körper schaffen? Setzen wir nicht von vornherein auf das falsche Pferd?

Wie soll das weitergehen: Druck in der Arbeit, Stress bei der Anfahrt zur Arbeitsstelle. Der Weg zur Arbeit wird immer weiter, immer belastender. Nicht immer kann die Lösung im Home-Office liegen. Und wer Familie hat, kann nicht einfach umziehen und sich dadurch teure Mieten einhandeln. Natürlich reagiert der Körper darauf und die Schulmedizin steht ziemlich hilflos da.

Können wir uns diese Hilflosigkeit leisten?

Einst gab es ein Wundermittel gegen alle nur möglichen Krankheiten: das Antibiotikum. Es half bei allen Entzündungen, bei Ansteckungskrankheiten und Infektionen. Und nach dem Motto „Wehret den Anfängen", hat man es sofort und auch bei kleinen Wehwehchen geschluckt. Und die Tiere bekommen es prophylaktisch und selbstverständlich in ihr Futter gemischt. Und schon haben wir die Katastrophe oder eher die Katastrophen. Antibiotika wirken nicht mehr dort, wo sie wirken sollen, sondern da wo wir sie nicht haben wollen: im Wasser, in den Pflanzen, im Fleisch. Unsere Nahrung ist verseucht. Wir bekommen Infektionen, gegen die wir nicht mehr ankommen. Unser Immunsystem kollabiert. Es will nicht mehr und reagiert mit Autoimmunerkrankungen.

Und nun kommt noch die Corona-Krise dazu. Eine Pandemie unvorstellbaren Ausmaßes für unser gesamtes Leben. Die Folgen für die Stabilität unserer Wirtschaft sind nicht abzusehen. Was kommt da noch auf uns zu? Und werde ich, wenn ich infiziert bin, diese Lungenkrankheit überleben? Wir agieren mit rigiden Verhaltensmaßnahmen und versuchen die Ansteckungsgefahr einzudämmen. Trotzdem sterben viel zu viele Menschen und es macht sich Angst breit. Impfstoff ist entwickelt worden. Geimpft zu werden, ist die große Hoffnung. Doch schon haben sich Mutanten entwickelt, die noch ansteckender sind als das Ursprungsvirus. Wird da der Impfstoff auch helfen? Können wir uns auf den Sommer verlassen, da das Virus anscheinend Wärme nicht mag?

Auch hier sollten wir einmal nachfragen: Warum mag es Wärme nicht? Mag es nicht bestimmte Lichtwellen? Bestimmte Frequenzen? Läge darin nicht ein Forschungsansatz? Uns werden immer die Winter als Zeit erhöhter Gefährdung vor Augen stehen. „Der nächste Winter kommt bestimmt!" – ein Slogan der 50-er Jahre. Bei Covid und seinen Verwandten erfährt er eine neue Bedeutung, nämlich die, dass das Virus uns noch lange Zeit heimsuchen mag. Überhaupt wird uns hierdurch bewusst, wie fragil, wie zerbrechlich unsere Sicherheit ist. Sicher fühlen wir uns gar nicht mehr. Eher ausgeliefert an etwas, das nicht mehr in unserer Hand liegt. Nach Corona wartet vielleicht das nächste zerstörerische Virus auf uns.

Wenn ich hier den alternativen Gedanken ins Spiel bringe, werden Sie mich sicher für anmaßend halten. Aber wer nur den Plan A hat, könnte sich durchaus einmal Gedanken um einen Plan B machen, auch wenn er in der medizinischen Wissenschaft abartig erscheint. Ich dachte bislang auch, dass ein Virus nur mit der chemischen Keule totgeschlagen werden muss. Wie sollte Energie ihn auch beseitigen? Aber dann haben mich mehrere Äußerungen zum Nachdenken gebracht.

Die erste war der Hinweis, dass eines der wesentlichen Symptome einer Corona-Ansteckung Müdigkeit ist. Eine auffallende Müdigkeit. Bei Müdigkeit fallen mir meine eigenen Erfahrungen ein. Die mein Leben über Jahrzehnte belastende Müdigkeit ist durch die Energiezufuhr verschwunden. Wenn man schon nicht das Corona-Virus durch Energie aus dem Körper verjagen kann, dann könnte man vielleicht den Körper stärken, um sich gegen einen krankhaften Ausbruch zu wehren?

Gottseidank überleben die meisten Menschen die Covid-19-Erkrankung. Aber die Diskussion geht jetzt über die Folgeerscheinungen,, die Long-Covid-Beschwerden. Eine der wesentlichen Behinderungen werden mit dem Begriff „Fatigue-Syndrom" bezeichnet. Die Müdigkeit und Abgeschlagenheit verbunden mit Erkältungserscheinungen, auch neurologischen Ausfällen, scheinen vielen Patienten hinterher große Sorgen zu bereiten. Sie kommen einfach nicht „auf die Beine". Schulmedizinisch sind sie austherapiert, denn das Virus hat den Körper verlassen. Was also tun? Man schickt sie zum Psychotherapeuten. Was soll der mit Patienten anfangen, die ursprünglich nicht unter psychischen Defiziten leiden, sondern unter körperlicher Schwäche und Folgen eines Immundefizits? Heute hörte ich im Radio, dass man ihnen rät, Selbsthilfegruppen zu bilden und sich gemeinsam Wege aus dem Dilemma heraus zu überlegen, das alles virtuell, da Treffen z.Z. nicht möglich sind. Man schiebt diese Patienten aus der Zuständigkeit der Schulmedizin hinaus in der Hoffnung, dass sie sich irgendwie selber helfen können, wie schon oft in Selbsthilfegruppen gehandhabt. Ohne Hinweis, was zu tun sei, ohne Rat, in welche Richtung sie suchen sollen. Sie werden es schon richten. Aber wie?

Patienten berichten, dass ihr Körper sich weigert, nachts neue Energie aufzutanken. Sie stehen morgens mit dem gleichen Energie-Level auf, mit dem sie abends schlafen gegangen sind. Am Tag verbrauchen sie Energie, die dann abends wiederum geringer ist als am Vortag. So bewegen sie sich auf der Abwärtsspirale nach unten und wissen nicht, wie sie diese aufhalten können. Das sind meine Erfahrungen, denke ich, genau meine. Die Grundlage ist natürlich eine andere. Aber dieser Abbau der Kraft, dieses Erleben, immer weniger tun zu können und schließlich neue Krankheiten aufzusammeln, die unabdingbar dem Ende zusteuern, ist auch mein Schicksal gewesen. Die totale Hilflosigkeit meinem Körper gegenüber. Aber dann erlebte ich den Energieaufbau durch die Reiki-Behandlungen und meine Fassungslosigkeit darüber war ebenso total. Ich habe ihn erfahren, den Energieaufbau. Könnte es nicht sein, dass er bei diesem coronabedingten Fatigue-Syndrom ebenfalls hilft? Warum versucht man es nicht einmal?

Was wäre, wenn alle Ärzte über die Wirkung von Energiezufuhr Bescheid wüssten? Wenn sie medizinisch fundiert den Patienten erklären könnten, was wie in ihnen funktioniert? Wenn sie gezielte Therapien anregen könnten und die Patienten begleiten bei ihrem Prozess des Gesundwerdens? Sie werden sagen, dass das alles nicht bewiesen ist und goldstandartmäßig nicht beweisbar ist. Wie sollte es auch, wenn der Energiebereich bislang nichts als tabu war.

Ein weiterer Hinweis ließ meine Gedanken spielen. Not macht erfinderisch oder Mangel fördert die Kreativität. Desinfektionsmittel waren aufgebraucht, der Nachschub stockte, da kein reiner Alkohol mehr zu bekommen war. Ein Unternehmer entwickelte etwas Neues: Er reicherte eine Salzlösung energetisch an. Dass Salz desinfizierend wirkt, ist bekannt, vielleicht weil eine Salzlösung Einwirkung auf die Energie hat? Vielleicht hat der Unternehmer nur die natürliche Reaktion des Salzes genutzt und verstärkt? Das Rezept hat er nicht verraten, der Metallschrank, den er zeigte, sah aber sehr nach Technik aus. Man staunte. Desinfektionsmittel ohne Alkohol und Chemie? Es soll die Viren auf unseren Händen abtöten. Wenn auf den Händen, warum nicht im Körper? Wenn – dann. Kochsalzlösung ist das Zaubermittel, das fast jeder Patient im Krankenhaus bekommt, um den Körper wieder aufzubauen. Energie kann man zwar nicht in Tüten verpacken, aber in Wasser speichern. Vielleicht gibt es ja entscheidende Reaktionen. Und wenn nicht bei Corona, dann vielleicht bei anderen Krankheiten. Not könnte erfinderisch machen und bisher nicht Beachtetes ins Blickfeld holen. Aber schon wurde die Not behoben, denn Firmen, die sich bislang auf alkoholische Getränke spezialisiert hatten, stellten ihre Produktion auf reinen Alkohol um und lieferten so genügend Grundmaterial für Desinfektionsmittel. Schade, dachte ich. Aber so wird es gehen. Auch in Krisen verbleiben wir zu gerne in den tradierten Gedanken stecken. Und ist die Krise vorbei, denkt man erst recht nicht daran, einen neuen Ansatz weiter zu entwickeln.

Eine zum Nachdenken anregende Äußerung betrifft die Statistiken über die Menschen, die gefährdet sind. Kinder sind weniger gefährdet. Junge Menschen dann, wenn sie schwere Vorerkrankungen haben und, wie z.B. bei Blutkrebs, eine deutliche Immunschwäche aufweisen. Die Anfälligkeit steigt mit dem Lebensalter, und Rauchen, Alkohol und Übermüdung sind ein guter Grund für den Virus, zuzugreifen. Menschen ab 70 müssen sich besonders schützen. Dass alte Menschen eine altersbedingte Schwächung ihrer Lebenskraft aufweisen, ist sicher. Dass sie im Laufe ihres Lebens Krankheiten aufgesammelt haben, nimmt man als gegeben hin. Nirgendwo werden so viele Medikamente verschrieben und genommen wie in Altenheimen. Und genau da setzt meine Kritik an: Wenn ich Symptome von anfänglichen Krankheiten zwar schulmedizinisch behandele, aber nicht gründlich ausheile, setze ich die Spirale zu weiteren Krankheiten in Gang. Jede Krankheit bedeutet eine Störung im Energiehaushalt. Jede Krankheit lässt uns eine Schwäche spüren. Und wenn Energie in einem sich ständig wiederholenden und dadurch erweiternden Prozess abgebaut wird, kommt es zu dem Zustand, den jedes Virus liebt: ein Körper, der keine Energie nutzen kann, um sich Viren entgegenzustellen.

Natürlich ist dieses erst einmal als grundsätzlicher Gedanke zu sehen, denn eine auf Energie aufbauende Behandlung muss rechtzeitig beginnen und dauert. Jeder Gesundungsprozess muss erst abgeschlossen werden, ehe der nächste vom Körper in Angriff genommen wird. Eine Krankheit nach der anderen. Das sind für uns neue Gedanken. Aber wenn wir uns unsere aktuelle Situation der Isolierung in unseren Wohnungen mit nur wenigen Kontakten nach außen ansehen, dann könnten wir auch in dieser Begrenzung zeitnah für uns Entscheidendes tun: Jeder, der allein lebt, kann seine Energie selbst stärken z.B. durch den Griff auf Milz und Leber oder den Solarplexus, jedes Paar nutzt Kuschelstunden gezielt für eine Übertragung der Energie auf den anderen. Ein sinnvolles Tun auf mehreren Ebenen, da auch die Nähe zum anderen ein angenehmes Fluidum schafft. Und man wird durch das Gefühl belohnt, nicht hilflos ausgeliefert zu sein. Man muss es nur wissen.

Können wir es uns also leisten, so weiterzumachen wie bisher?

Nach der Corona-Krise wird nichts mehr so sein wie vorher, sagt man. Und die Unwägbarkeiten beim Entwickeln von Corona-Medikamenten werden so manchem zu denken geben. Sicher ist das der Weg, den wir kennen und dem wir vertrauen. Und für die Gefährdeten und die akut Kranken werden sie dringend gebraucht. Aber könnte nicht der Plan B auf Dauer auf den Platz A rutschen und Menschen mit einem gesunden kraftvollen Immunsystem ausstatten, egal wie alt sie sind? Wäre das nicht grundlegend sinnvoll?

Können wir uns da den Kleinkrieg leisten zwischen der Schulmedizin und den Alternativen? Selbst wenn es keine sog. wissenschaftliche Aufarbeitung der Heilerfolge gibt, so gibt es seit Jahrzehnten, seit Jahrhunderten Aussagen, Fallbeispiele. Man muss nur einmal hinhören und nachfragen und vergleichen. Und dann vielleicht entdecken, dass alles auf einer Wissenschaft basiert, die grundlegend ist.

Wissenschaftler, die sich dem Thema der Quantenphysik verschrieben haben, haben Netzwerke über die ganze Welt geknüpft. Sie sind dabei, neueste Erkenntnisse zu erforschen und sie zu belegen. Sie berichten aber auch, wie schwer es ist, sich offiziell diesem Thema zuwenden zu können. Lynne McTaggart beschreibt, wie unendlich schwierig es für sie ist, als Journalistin keinen Lehr- und Forschungsbetrieb hinter sich zu haben. Es fehlt einfach am Equipment, an Räumen, an Instrumenten und Wissenschaftsbegleitern. Trotzdem gibt sie nicht auf und jettet um die Welt, um Wissenschaftler zusammenzubringen und neueste Erkenntnisse zu erforschen und weiterzuleiten. Und auch zu veröffentlichen in einer Sprache, die man auch als Laie versteht.

Können die Schulmediziner es sich wirklich leisten, diese neue Wissenschaft zu ignorieren?

Und dabei ist sie so hochinteressant. Und jedes Mal, wenn ich von einem Schulmediziner wieder abwertende Äußerungen über die Alternativen höre, denke ich: Kannst du dir das wirklich leisten? Du in deiner Stellung, mit deinem Titel? Weißt du nicht, dass du dich festschreibst mit deiner Meinung? Und dass du dich irgendwann einmal erklären müsstest? Es geht

wirklich nicht nur darum, ob ich statt Pillen zu nehmen lieber Arnika-Umschläge mache. Es geht um das
Erobern von Wissen, das uns allen helfen würde, gesund zu werden und dann auch zu bleiben.

Wollen wir uns nicht lieber das leisten in unserem
besten Gesundheitssystem der Welt?

Wollen Sie, werte Doctores, nicht Teil dieses Zu-
kunftsmodells sein?

Quantenphilosophie

„Nun auch noch Philosophie!", werden Sie, werte Doctores, stöhnen. Der Bereich gehört doch in eine ganz andere Kategorie, der des reinen Denkens, eben des nichtsnutzigen Philosophierens.

Nun ja, bislang war es durchaus so. Zu allen Zeiten, in allen Kulturen gab es kluge Menschen/Männer, die mit ihren Gedanken in die Welt ein Raster bringen wollten. Auch die Religionen haben das getan. Der Mensch braucht Orientierung, um im Zusammenleben ein gemeinsames Gefüge bilden zu können. Das geht mit Gewalt wie in Diktaturen, oder in Verabredungen wie in Demokratien. Dort haben wir ein Raster geschaffen, das in den Menschenrechten und daraus abgeleitet dem Grundgesetz die Basis unseres Denkens und Verhaltens bildet. Das funktioniert doch. Warum also zusätzlich noch eine Philosophie?

Die Abfolge von unterschiedlichsten Macht- und Strukturverhältnissen hat zu einem Flickenteppich der Meinungen geführt, in der Menschen sich immer wieder neu einordnen mussten und müssen. Und je höher die Freiheit des Einzelnen veranschlagt wird, umso unübersichtlicher werden geduldete Vielheiten. Wir leben in einer solchen Zeit, in der wir Unsicherheit spüren und nicht wissen, an welchen Größen wir uns orientieren können. Die Medien stellen uns eine Vielzahl von „Größen" vor, die Einfluss haben, auch wenn kein „großer" Gedanke sie leitet. Und jede Gruppe produziert ihre eigenen Leitfiguren mit eigenen Maximen. Alle versuchen damit klarzukommen und sich trotzdem in einem gemeinsamen Gefüge einzubinden. Wir wissen zwar, dass das irgendwie funktioniert, wenn wir uns an das jeweils geltende Recht halten, doch einen einheitlichen Grundgedanken können wir nicht oder nur ungefähr festmachen.

Das wiederum kann die Quantenphilosophie, die auf der Grundlage der Quantenphysik aufbaut. Ich muss zugeben, für mich war das völlig neu und zuerst auch zu übergriffig gedacht. Aber wenn ich die Quantenphysik als Grundlage unseres Seins sehe, sollte ich mir auch Gedanken machen über den philosophischen Grundgedanken, der daraus erwächst.

Die Quantenphysik erklärt das Funktionieren der Welt auf der Grundlage der Energie, und die ist Motor für jede Existenz auf dieser Erde. Und trotz der Vielfalt aller eigenen Ausprägungen, kann jede dieser Existenzen heruntergerechnet werden auf die Urformel der Energie. Das ist der gemeinsame Nenner, der uns alle verbindet. Die Urformel unterliegt dem Gesetz der Schwingung. Jeder Energieanstoß bedeutet, eine Schwingung in ein Energiesystem einzubringen und dieses System am Leben zu erhalten. Bricht die Energie zusammen, wird die Lebenskraft entzogen.

Unser Leben als Teil des Energiesystems und nach den gleichen Gesetzen funktionierend, muss also auch auf den gemeinsamen Nenner heruntergerechnet werden können. Indem wir agieren, bringen wir Wellen zum Schwingen. Und wir als Quelle bestimmen die Art der Welle, sie kann positiv oder negativ gedacht sein, sie kann sich also in eine Kohärenz der Harmonie einschwingen und diese damit verstärken, sie kann aber auch destruktiv und störend wirken.

Wenn wir davon ausgehen müssen, dass die gesamte Welt in ihrer Vielfalt nur dann weiterexistieren kann, wenn sie miteinander harmoniert, dann fallen uns Aufgaben zu. Denn wir Menschen sind der einzige Teil der Existierenden, der aufgrund seiner Intelligenz bewusst denken und entscheiden kann.

Und damit wären wir mitten in philosophischen Grundgedanken. Unsere Aufgabe ist, die gesamte Existenz zu erhalten. Das bedeutet, dass wir uns Gedanken machen müssen, in welchem System wir leben und wie wir einwirken können. Dass uns Kriege und Diktaturen unsere Existenzgrundlage entziehen, haben wir zur Genüge erlebt. Wir wollen Frieden auf Erden und den Menschen ein Wohlgefallen. Und wir haben Gott in allen Religionen darum gebeten, uns dieses zu schenken. Dabei haben wir nicht erkannt, dass wir der Quant sein müssen, der sich entscheidet, welche Wellen er aussendet, welche Energie er stärken will. Und je bewusster das jedem Menschen ist, umso größer ist der Anstoß seiner Welle.

Den größten bewussten Anstoß unserer Zeit hat das damals 16-jährige Schulmädchen Greta Thunberg gegeben, das durch seine Beharrlichkeit auf die Fehler unserer Welt hingewiesen hat. Darauf, dass das Klima uns alle und alle Existenzen dieser Erde betrifft. Und langsam begreifen wir: Wir hängen alle zusammen und alle haben die Verantwortung dieser Welt zu tragen. Greta hat uns auf schonungslose Weise den Spiegel vorgehalten, und plötzlich werden uns unsere Versäumnisse bewusst. Wir sind dabei, unsere Erde unbewohnbar zu machen. Und nun decken wir in den unterschiedlichsten Bereichen ein massenweises Fehlverhalten auf. Und dazu gehört auch die Medizin.

Wenn schon in den klaren Bergseen, so berichten es die Mediziner/Therapeuten Doepp und Glogg aus ihrer Schweizer Heimat, festgestellt wird, dass Fische durch Hormone ihre Eigenheiten der Zeugung verändern, dann müssen wir uns fragen, wie gedankenlos wir in das Gefüge der Welt eingegriffen haben. Und auch in das natürliche Dasein des Menschen. Die Medizin handelt in der besten Absicht, für den Menschen Gutes schaffen zu wollen. Aber wenn wir das Gute auf den Grundgedanken der Quantenphysik herunterrechnen, dann stellt sich die Frage, welche positiven oder negativen Wellen wir in den Körper geschickt haben. Welche Wellen stützen das System und bringen es zu einem kraftvollen Schwingen? Was stört die Harmonie, schwächt sie und bringt das Gefüge durcheinander oder gar zum Einsturz? Die Antwort kann jeder sich selbst geben.

Für mich ist das Wissen um diese Grundgedanken wichtig, weil ich durch dieses Raster einfach klarer denken kann. Ich kann seitdem vieles besser beurteilen und auch den Sinn begründen. Wenn Eckart von Hirschhausen nicht weiß, wohin sein Aua geflogen ist, könnte ihm die Quantenlehre weiterhelfen. Wenn er davon spricht, dass Mama gepustet hat, gehört das in den Bereich der Wellen, die direkt mit den Wellen des Körpers kommunizieren und sie zu einer positiven Kohärenz anregen. Singt er sein „Heile Gänschen", betrifft das eher die Wellen, die das Gemüt braucht, um zu gesunden. Und das Aua, das wegfliegt, benützt ebenfalls die Schwingungen der Aura und beseitigt so den inneren Unmut.

Jeder unserer Gedanken und Handlungen basiert also auf einer Schwingung, die wir in Gang setzen oder erhalten. Und so ist das Gefüge einer jeden Person gleichwertig geprägt durch die Ebenen der chemischen Reaktionen, der geistigen Aktivitäten und der psychischen Befindlichkeiten. Alles bedingt einander. Auf der nächsten Ebene der Gemeinschaft finden wir die gleichen Gesetze vor. Wir setzen durch Zuwendung oder Ablehnung Wellen in Gang, die unsere Harmonie unterstützen oder stören. Durch unseren tätigen Einsatz können wir aufbauen oder niederreißen und damit unsere Umwelt verändern.

Ein Gesundwerden wird also beeinflusst auf vielen Ebenen, beruht aber auf dem gleichen System. Und dieses System fordert uns auf, die von ihm gewünschte Schwingung in Gang zu setzen. Wollen wir gesund werden, müssen wir selbst das Nötige tun, um in uns die Heilkraft aufzubauen, die der Körper als selbstbestimmtes System in sich trägt. Wollen wir die Nähe zu Menschen in Ordnung bringen, müssen wir selbst unsere Fähigkeit der Sprache und Gestik bemühen. Wollen wir ein Gemeinwesen befrieden, müssen wir uns auf der Grundlage der Gerechtigkeit um das Wohl des Einzelnen bemühen. Immer sind wir gefragt, uns einzusetzen mit den Mitteln, die uns möglich sind.

Um Gesundheit in allen Bereichen muss ich mich also immer und zuerst selbst kümmern. Dieses Aufgabenfeld scheint uns immens groß und kaum zu bewältigen. Mir ist bewusst geworden, wie sinnvoll es ist, in der Quantenphilosophie drei Grundsätze zu beschreiben:

- Der Mensch sollte sich freiwillig zu seinem Tun entscheiden (Aufbau von Einsicht und Wille).

- Er sollte die Grundlage zu einem positiven Handeln erforschen (Stärkung des Sinnes für Gerechtigkeit).

- Er sollte aktiv seine Vorhaben zum allgemeinen Wohl einsetzen (Handeln in sozialer Verantwortung).

Wenn wir in die Vergangenheit und Gegenwart schauen, erkennen wir, in wie vielen Situationen wir diese drei Schritte nicht gemacht haben. Und immer dann, wenn einer oder zwei oder gar alle drei fehlen, ist das Vorhaben zum Scheitern verurteilt.

Diese drei Grundsätze kommen uns durchaus bekannt vor. Vor über 200 Jahren erschütterten sie das damalige Regierungsgefüge. Mit „Freiheit, Gleichheit, Brüderlichkeit" kam der Bürger auf den Gedanken, für sich das zu fordern, was ihm bislang verwehrt worden war. Die drei Begriffe hämmerten sich als Schlagworte in das Bewusstsein der Menschen ein und schienen unverletzbar ein gutes Gelingen zu verfolgen und zu sichern. Dass dem nicht so war, zeigt uns die darauf folgende Geschichte.

Trotzdem haben sich diese Grundgedanken in unseren demokratischen Verfassungen leicht abgewandelt eingebracht. Unsere Demokratie baut auf den drei Säulen der Legislative, der Judikative und der Exekutive auf. Übersetzt heißt das: dem freien Willen zu Gesetzgebungen Raum geben, sie auf den Grundlagen des Grundgesetzes zu verankern und sie schließlich zum Wohle der Gemeinschaft anzuwenden.

Gläubige Christen mögen mir den Ausflug in unsere Religion nachsehen. Wir haben so selbstverständlich den Begriff der „Dreifaltigkeit" in unser Denken übernommen, dass wir einfach nicht mehr nachfragen. Und vom Grundgedanken drückt er auch das aus, was der Quantenphilosophie ähnelt: Gott als der Wille, eine Welt schaffen zu wollen, der Geist, der sie perfekt gestaltet, und Gottes Sohn, der uns auf Erden zeigt, wie wir liebend und verstehend im Sinne dieser Schöpfung handeln. Das ist uns einsichtig, wenn wir von einem Schöpfergott ausgehen. Aber nun kommt die Religion, und ich beziehe mich ausdrücklich auf die ursprüngliche katholische Version unserer Kirche. Diese Gedanken auf andere Glaubensgemeinschaften zu übertragen, bleibt dem Leser überlassen.

Mit dem Schwert überzogen Glaubenseiferer die Lande und zwangen denen ihre Vorstellungen vom Glauben auf, die sich nicht freiwillig dazu entscheiden wollten. Waren sie einmal „bekehrt" und gehörten dieser Glaubensgemeinschaft an, mussten sie gedanklich das übernehmen, was sich im Laufe der Jahrhunderte als Glaubensgrundsatz entwickelte und als Dogma die Grundlage des „Muss" bildete. Eine eigene Meinung wurde nicht zugelassen, die Zuwiderhandlung wurde nicht nur gedanklich mit Höllenstrafen belegt. Eine Gesellschaft, die durch Bestrafung reglementiert wird, lernt nicht den Willen zu entwickeln, selbstständig zu denken und eigenverantwortlich zu handeln. Und dass wir als Christen die Nächstenliebe zur Maxime erhoben haben, ist nur begrenzt umgesetzt worden.

Man könnte es so zusammenfassen: Je radikaler Glaubensgemeinschaften ihre „Wahrheit" vertreten, umso entschiedener stehen sie den Gesetzen der Harmonie entgegen, die notwendigerweise alle und alles auf dieser Erde in ein Gleichgewicht bringen müssen. Wenn wir die unendlich vielen Glaubensrichtungen und Verhaltensstrukturen, die die unterschiedlichsten Kulturen auf dieser Erde hervorgebracht haben, miteinander vergleichen, haben nur die wenigsten dazu beigetragen, die Schöpfung mit allen Lebewesen und eben auch dem Menschen in Frieden zu erhalten. Und es scheint nicht die Religion zu sein, der festgelegte Glaube an einen uns bestimmenden Gott, die unser Verhalten im positiven Sinn entwickeln lässt.

Bei Aristoteles, von dem viele kluge Gedanken zu einem selbstbestimmten Verhalten übermittelt sind, fand ich eine bemerkenswerte Parabel. Er riet einem Schwätzer, dass er alle seine Äußerungen zuerst durch drei Siebe filtern solle, ehe er sie ausspricht: die Notwendigkeit, die Wahrhaftigkeit und die Güte. Ist etwas nicht wahr oder nicht gut, dann entfällt auch die Notwendigkeit der Äußerung. Aristoteles siedelt die Verantwortung bei dem Handelnden an. Und sein Begriff von Freiheit des Einzelnen bedeutet auch, eine freiwillige Kontrolle einzusetzen und sie der Notwendigkeit unterzuordnen. Jeder immer wieder für sich. Wie klug, denken wir. Aber hat diese Klugheit sich in der Realität verwirklichen und durchsetzen lassen?

In unseren heutigen Gesellschaften ringt jedes Staatsgefüge um seine eigene Ausprägung der Staatsgewalt. Wir, für die ein demokratisches Denken so selbstverständlich geworden ist, schauen mit Sorge auf die Staaten, die dem Bürger weder Freiheit, Gleichheit noch Brüderlichkeit gewähren. Und selbst in unserer Demokratie geraten diese Prinzipen ins Ungleichgewicht. Und dabei haben wir als eine der wenigen Staaten selbst in der Nationalhymne diese demokratischen Gedanken ausgedrückt:

Einigkeit und Recht und Freiheit

für das deutsche Vaterland,

danach lasst uns alle streben

brüderlich mit Herz und Hand,

Einigkeit und Recht und Freiheit

sind des Glückes Unterpfand.

Blüh' im Glanze dieses Glückes,

blühe deutsches Vaterland.

Wir singen dieses Lied mit mehr oder eher weniger Hingabe vor allem zu Sportereignissen. Da fühlen wir einen gemeinsamen Nenner, obwohl die Hautfarbe einiger Spieler nicht darauf hindeutet, dass sie aus dem „deutschen Vaterland" stammen. Aber auch den „Angestammten" wird kaum bewusst werden, wie grundlegend dieses „Einigkeit und Recht und Freiheit" uns in unserem Leben bestimmt. Die ganz Alten haben noch die Unfreiheit zu spüren bekommen und sind dankbar für die 75 Jahre Freiheit der westlichen Teile unseres Landes. Für uns hat sich diese Freiheit etabliert und wir setzen sie sehr hoch an. Vielleicht zu hoch, wenn wir an die Demonstrationen jetzt in der Corona-Krise denken. Der Mundschutz behindert uns, die nächtliche Ausgangssperre schränkt unseren Feierwillen ein und auf das wilde Versammeln und enge Zusammenkommen wollen wir einfach nicht verzichten. Diese Corona-Krise polarisiert und macht uns deutlich, wie fragil das Gleichgewicht dieser drei Stufen in der Praxis zu bewerten und umzusetzen ist. Und die Sachverständigen und Regierenden unternehmen mit Engelsgeduld Aufklärungsarbeit, um in die Köpfe hineinzubringen, wie wichtig es ist, nach dem richtigen Weg zu suchen und ihn für die Gesamtheit der Bevölkerung verantwortungsvoll zu gehen.

Überhaupt bedeutet die Regierungsarbeit in einer Demokratie ein ständiges Ringen darum, den unbändigen Freiheitswillen des Einzelnen einzubinden in ein Verstehen unserer Verantwortung für das Wohl aller. Und auch das praktische Umsetzen muss auf der freien Entscheidung beruhen dürfen, die wiederum von der Sinnhaftigkeit des Handelns überzeugt ist. Fehlt diese persönliche Einsicht, erhalten wir ein Meer von Meckerern und Verweigerern. Und diese scheinen immer größeren Zulauf zu erhalten.

Die Corona-Krise macht uns aber auch besonders deutlich, wie sehr unsere kleinen Einheiten mit allem in der Welt verbunden sind. Wie sehr wir abhängen von der Regierung unserer Nachbarstaaten, darüber hinaus aber auch von denen der ganzen Welt. Keiner kann sich mehr isolieren. Das Virus macht vor keiner Grenze halt, Wirtschaft und Produktionen überwinden unsere Grenzen in einem globalen Handel, wir sind abhängig von dem Friedenswillen aller, unsere Welt erhalten zu wollen. Das alles im Gleichgewicht zu halten, scheint uns fast unmöglich zu sein.

Und nun berichtet die Quantenphysik uns, dass wir tatsächlich unleugbar zusammenhängen. Über die Energie als unserer Grundlage ist alles mit allem verbunden und jede kleinste Aktion zieht eine Reaktion nach sich. Eigentlich ist uns das bekannt, ohne von der Quantenphilosophie jemals etwas gehört zu haben. Aber jetzt können wir über diese Wissenschaft Reaktionen belegen und die Dimensionen eines fehlgeleiteten Handelns erfassen. Haben wir uns aber auf positive Weise eingesetzt, bekommen wir eine Rückmeldung:

In uns regt sich als Antwort ein von innen kommendes Zufriedensein, und das findet statt in den harmonischen Schwingungen, die auf der Ebene des Gefühls spürbar werden.

Kommen wir noch einmal auf die Volkshochschulkurse zurück, die „das Qi fließen lassen". Die Damen und Herren haben einen solchen Kurs freiwillig gebucht, haben erfahren, dass in uns Körperfunktionen auf einer anderen als der bisher bekannten Weise wirken und haben diese zu ihrem eigenen Wohl ausgeführt und dieses mit einem gemeinschaftlichen Tun verbunden. Was sollte dagegen einzuwenden sein.

Seitdem ich den Dreischritt des quantenphilosophischen Grundgedankens begriffen habe, fällt es mir leicht, Äußerungen jedweder Art zu sortieren, zu begreifen und sie zu bewerten. Er hat mir das Gerüst eines sachlichen Durchdenkens gegeben. Kann es sein, dass es so etwas wie eine geistige Gesundheit gibt? Logisch wäre es. Denn wenn alles nach den gleichen Mechanismen verläuft und Gesundheit im Körper wie auch in der Psyche erreicht werden will und kann, müsste es auch in unseren Gedanken sein können. Vielleicht hat Paula Horan mit der „Transformation unseres Geistes" dieses gemeint: Die intensiver schwingenden Wellen führen zu einem klareren Denken.

Beziehen wir auch hier unsere Corona-Erfahrungen ein. Plötzlich wurde unsere bis dahin aktiv agierende Welt stillgelegt. Nichts ging mehr. Und aus dieser Begrenzung sprossen Gedanken hervor, die wir für tot gehalten hatten in unserer auf Gewinn ausgerichteten Gesellschaft. Nun dachten wir in sozialen Dimensionen. Wir handelten für den hilflosen Nachbarn, wir suchten Freude hineinzubringen in den von trüben Gedanken beherrschten Alltag. Es wurde Musik gemacht und zum Mitsingen im eigenen Kämmerlein angeregt. Und vor allem wurde „Danke" gesagt, im privaten Miteinander wie auch öffentlich in den Medien. Danke für den Einsatz, der nicht mehr nur als selbstverständlich, weil beruflich entlohnt, angesehen wurde. Der Mensch zeigte seine „andere" Seite und mit dieser regte er eine Welle an, die auf andere übersprang. Ganz von sich aus und mit überschwänglicher Kreativität. Uns wurden Werte bewusst, die wir nicht mehr missen wollen. Wir wollen sie nachhaltig in unserem Leben behalten und hoffen, sie nicht mehr zu verschütten. Und das bedeutet schlicht und ergreifend Entscheidung und Arbeit. Von allein kommt es nicht.

Es gibt viele, unendlich viele lohnende Aufgaben, unser gemeinsames Leben zu bereichern. Und dazu benötigen wir keine Grundkenntnisse über jedwede Philosophie. Denn es scheint in uns etwas gesetzmäßig vorhanden zu sein, das in uns wirkt, ohne dass wir uns dessen bewusst sind. Versuchen wir jedoch diese Gesetze zu ergründen, werden uns Zusammenhänge bewusst, die unser Dasein in eine gedankliche Ordnung bringen. Das lässt uns zielgerichtet handeln und Störungen bereinigen. Zu wissen „Warum" macht uns sicher auf dem Weg in ein Miteinander aller Existenzen auf unserem Planeten. Physikalische Gesetze als Grundlage unserer Gefühle und als Motor unseres Handelns für jeden Menschen auf dieser Erde – wer würde das in der vielfältigen Ausprägung aller unserer Eigenheiten vermuten.

Es lohnt sich, über die Quantenphilosophie nicht nur nichtsnutzig zu philosophieren.

Wenn – dann

Am Anfang meiner verzweifelten Suche nach der Ursache meiner ständigen Zusammenbrüche standen viele Fragen, die mit „Wenn" begannen und die ich mit „Dann" zu begründen versuchte.

Wenn ich Hunger habe, dann esse ich.
Wenn ich müde bin, dann gehe ich schlafen.
Wenn mir kalt ist, dann ziehe ich mir etwas Wärmendes an.

Soweit die ganz einfachen uns selbstverständlich erscheinenden Handlungsmuster, die wir nicht mehr hinterfragen, weil sie im System bleiben und dort in einer logischen Reaktion antworten. Uns geht es damit gut und so wissen wir, dass unsere Entscheidung richtig war

Wenn meine körperliche Kraft nicht ausreicht, was dann? Wenn sie sich immer wieder verabschiedet und schließlich gar nicht mehr aufbaut? Wenn die gesamte Schulmedizin, die ich befragte, keine Antwort darauf hatte, die mir half, meine Schwäche zu begreifen? Wenn dieser Zustand als „Krankheit" gar nicht existiert und doch meinen Tod zur Folge gehabt hätte? Meine Antwort, die ich mir verzweifelt gab, war die, in dem System suchen zu müssen, in dem Schwäche angesiedelt ist. Und das war für mich der Bereich der Physik. Jede Batterie kann man aufladen. Warum nicht den Körper. Wo ist die Steckdose zur Energie?

Heute weiß ich so viel mehr und kann aus der Erfahrung zweier so unterschiedlicher Lebensabschnitte Rückschlüsse ziehen. Mir geht es gut, weil ich im System eine Antwort gefunden habe. Energie, die mir fehlt, kann ich wieder aufladen. Das hatte ich mir gewünscht, erhofft und tatsächlich gefunden. Was ich aber nicht erwartet hatte, war, dass mein Körper aufgrund der Energiezufuhr mit Gesundungsprozessen antwortete. Ich habe nicht nur Energie aufgetankt, sondern mein Körper hat diese benutzt, um die Baustellen zu sanieren, die sich angesammelt hatten. Die Krankheiten, die 50 Jahre lang als Folge einer gravierenden Immunschwäche mein Leben beschattet hatten, sind in dem energieangereicherten Leben verschwunden. So lautet heute meine Schlussfolgerung:

Wenn ich gesund werden möchte, dann muss ich mit Energie arbeiten. So einfach habe ich es erlebt. Und für mich könnte ich mit den „Wenn-Fragen" aufhören. Ich habe meine Antwort erhalten.

Aber genau das kann ich nicht. Gerade weil ich so viel tiefer in die Materie eingedrungen bin, springen mich die Wenn-Fragen immer wieder aufs Neue an. Und sie lassen mich verzweifelt fragen: Seht ihr das nicht? Stellt ihr euch nicht diesen einfachen „Wenn-Dann-Kombinationen"? Haben wir verlernt, in einfachen Rückschlüssen zu denken? Ist das, was ich tue, viel zu simpel in einer Welt, die sich so unendlich kompliziert darstellt. Und die für uns immer weniger fassbar wird, je diffiziler unsere Kenntnisse darüber werden. Und ich muss ja auch zugeben, dass das erforschte Wissen der Schulmedizin über unseren Körper unermesslich ist. Alles, was man herausgefunden hat über einzelne Funktionen, gibt uns Aufschluss über das, was in uns vorgeht. Und das ist von einem menschlichen Gehirn kaum noch zu verarbeiten. Es ist mehr als bestaunens- und bewundernswert.

Aber genau dieses unermesslich kostbare Wissen lässt mich fragen, warum die Menschheit dadurch nicht grundsätzlich gesund geworden ist. Sicher, vieles hat sich für uns positiv ergeben. Aber die vielen neuen Krankheiten, die sich entwickeln und breit machen, lassen doch fragen. Und die Corona-Misere zeigt uns deutlich unsere Grenzen. Eine Pandemie, wie wir sie seit den Zeiten der Pest und Cholera als nicht mehr für möglich erachtet hatten. Sie erschüttert unsere so sicher geglaubte medizinische Erfolgsgeschichte. Gerade weil uns in so vielen Bereichen Fehlstellen verunsichern, sollten wir unser „Wenn-Dann-Denken" aus den komplizierten Einzelerkenntnissen herauslösen und in grundsätzlichen Zusammenhängen ansiedeln. Auch wenn es uns zuerst einmal befremdet.

Und so stelle ich an den Anfang die Hypothese, die den Boden bereitet für alle nachfolgenden:

Wenn die Quantenphysik wissenschaftlich fundiert ein Weltbild erstellt, in dem die Grundlage aller Existenzen in der schwingenden Energie zu sehen ist, dann gehört auch der Mensch in dieses System hinein und bildet keine Ausnahme.

Wenn alle Lebewesen ein in sich funktionierendes Energiesystem haben und darauf ihr Eigenleben aufbauen, dann müsste eigentlich auch der Mensch ein autark agierendes Wesen sein mit einem festgelegten Arbeitsplan, in seinen Funktionen basierend auf dem Einwirken der Energie.

Wenn Gedanken und Gefühle Teil unseres Lebens sind und sie nicht der Materie zugeordnet werden können, dann müssen wir nach dem System forschen, das diese nichtstofflichen Vorgänge aufnimmt in ein gemeinschaftliches Wirken in uns. Wir dürfen also nicht nur unser Interesse auf die bislang bekannten chemischen Reaktionen beschränken und die als ursächlich agierend ansehen.

Wenn die Quantenphysiker heute davon ausgehen, dass das Wasser in uns der Träger der Energie ist und in seiner instabilen Molekülstruktur auf stoffliche und feinstoffliche Einwirkungen energetisch reagiert, dann muss dieses Wissen auch zur Grundlage unseres Denkens werden.

Wenn also bislang uns Blutbilder die Inhaltsstoffe aufgelistet und diese uns auf Unregelmäßigkeiten der Organarbeit hingewiesen haben, dann muss im neuen Denken auch gleichwertig die Energie betrachtet und gemessen werden als Grundlage einer störungsfreien Arbeit.

Wenn uns bewusst wird, dass unsere Organe nur dann störungsfrei arbeiten können, solange eine unbelastete Energiezufuhr die Eigenschwingung unterstützt, dann müssen wir kritisch überdenken, was wir einem Körper zuführen wollen, um ihn gesunden zu lassen.

Wenn die Allopathie ihr Hauptaugenmerk auf Krankheiten richtet, deren Verursacher bekämpft werden müssen, dann müsste sie die Erfahrungen damit kritisch hinterfragen, denn die Listen der Nebenwirkungen weisen darauf hin, dass zwar ein Symptom verschwinden kann, aber der Körper nicht grundsätzlich gesund wird. Was ist auch von Medikamenten zu halten, bei denen man von vornherein schwerste Nebenwirkungen erwartet?

Wenn wir von einem harmonischen Schwingungsgefüge in uns als Grundlage der autarken Selbstheilungsstrategie ausgehen, dann muss uns klar werden, dass wir nur die Chance auf einen gesunden Körper haben, solange wir diesem autonomen System kohärent zuarbeiten. Müssten wir daher nicht in Betracht ziehen, dass chemische Produkte das Gegenteil bewirken können? Dass sie die Schwingungen eher durcheinanderbringen und dadurch neue Krankheiten auslösen?

Wenn wir also den Körper als Gesamteinheit betrachten, dann haben wir uns darum zu kümmern, wie dieses Energiesystem aufgebaut ist und arbeitet. Dann müssen Organe in ihrer energetischen Aufgabe gewichtet und ihre Zusammenhänge erforscht werden. Überhaupt müssen erst einmal Standartwerte eingeführt werden, damit Grundlagen gefestigt und Abweichungen verglichen werden können. Und das mit der gleichen Akribie wie bislang bei den chemischen Untersuchungen. Und neben dem bisherigen „Goldstandart" der wissenschaftlichen Beweisführung, der medizinischen Dogmatik, die sich voll und ganz auf das Verabreichen von zumeist chemischen Pharmazieprodukten beschränkt, müssen neue, der Energie angemessene Beweise zugelassen werden. Das Denken in Energie muss für uns alle zur Selbstverständlichkeit werden.

Wenn uns die Ausmaße dieses Denkens bewusst werden, wenn wir nicht mehr anders können, als uns gedanklich eingebettet zu wissen in das gemeinsame

Energiesystem aller Lebewesen und der Materie auf dieser Erde, dann müsste uns in einem viel stärkeren Maß als bisher unsere Verantwortung bewusst werden, die wir in allen unseren Lebensbereichen haben. Dann kann keiner mehr ausscheren und sein eigenes Gedankengut als Wahrheit deklarieren. Wir hätten einen Pfeil, der uns die Richtung angibt. Und ein Gerüst, an dem wir uns gedanklich festhalten könnten: das der Harmonie, der Vermittlung, der Abstimmung, der Koordination, des gemeinsamen Zusammenhalts, der Achtsamkeit aufeinander und des Respekts für jeden auf dieser Welt.

In einzelnen Teilbereichen haben wir es bereits begriffen und uns auf den Weg gemacht. Die alles verbindende Überschau fehlt uns noch. Es gibt noch viel zu tun. Fangen wir damit an.

Wie könnte es weitergehen?

Vielleicht so, wie der junge Professor der Verhaltensforschung es in dem Zeitschriftenartikel äußerte: Selbstheilung sei kein esoterisches Geheimwissen. Irgendwie, auf quantenphysikalischer Grundlage, sei es dem Körper eigen, sich selbst zu heilen und in ein überlebensfähiges Gleichgewicht zu bringen. Und dazu könne jeder für sich Entscheidendes tun, indem er auf sich und seine Körpersignale achtet. Achtsamkeit also, ein Begriff, der in Ratschlägen zur Gesundheit auch aus der Schulmedizin kommt. Was sollte also die Quantenphysik damit zu tun haben?

Jede Generation fängt in ihrer Erkenntnis bei Punkt Null an, sagt man. Und sollte so ein Ansatz der Ausgangspunkt für eine neue, sich etablierende Denkweise sein, dann erfährt man wenig, allzu wenig über wirkliche Vorgänge im Körper. Die junge Generation von Ärzten hat zwar im Studium noch nichts von den Auswirkungen quantenphysikalischen Denkens auf den Körper gehört, aber der Begriff Quantenphysik ist ihnen doch eher geläufig. Es könnte ja damit zusammenhängen. Und so wirft man einen Begriff in die Waagschale, ohne den Hintergrund zu erläutern. Der Selbstheilungscode ist geknackt – so titelt es die Zeitung. Wirklich? Könnte damit ein Ausgangspunkt geschaffen sein für ein Umdenken?

Ein neuer Start also, als hätte es vor der jetzigen Schulmedizin und neben ihr nichts gegeben, was diesen Bereich erklärend füllen könnte. Nun haben wir uns auf einen wesentlichen Pfad begeben. Endlich?

Nein. Das würde bedeuten, dass uns bewusst wäre, wie dringlich dieses Voranschreiten für uns wäre. Man richtet sich nur auf mögliche neue Erkenntnisse aus, Erfahrungen aus früheren Zeiten und anderen Denkprofilen spielen dabei keine Rolle.

Eine Freundin erklärte mir einmal: Wenn du nur die Erfolge bewertest, kannst du keine kritische Meinung aufbauen. Du musst danach suchen, was nicht gemacht wurde, aber notwendig gewesen wäre. Ich denke, dieser Ansatz hilft mir, auch das Dilemma von Schulmedizin/Alternativen zu durchleuchten.

Vor etwa 100 Jahren endete offiziell in der Medizin die Zeit des Heilens durch körpereigene Kräfte. Sie wurde als nicht wissenschaftlich genug begründet, aus Sicht der neuen Richtung der wissenschaftlichen Belegbarkeit abgelehnt. Die Schulmedizin hatte damals wesentliche Entwicklungen zum Wohle der Menschheit gemacht, neue Erkenntnisse erworben und danach gestrebt, dieses wissenschaftlich zu untersuchen und aus der Sphäre des nicht Definierbaren herauszunehmen. Definierbar war alles, was man sehen und in den chemischen Reaktionen nachweisen konnte. Und das haben wir eben in diesen einhundert Jahren zur Perfektion gebracht. Wir wollen durch Belege nachweisen können. Goldstandartmäßig.

Dass davor etwa 150 Jahre lang die Sichtweise des Körpers auch von physikalischen Grundgedanken bestimmt war, sollte uns nachdenklich stimmen. Allzugern wird sie mit einer Fehlphase der Medizin abgetan. Egal, ob Goethe dieser Sichtweise sehr aufgeschlossen gegenüberstand und es sich etabliert hatte, sich „mesmerisieren" zu lassen, egal, ob Heilungen nachgewiesen wurden, egal ob sie auf der damaligen Vorstellung der Physik aufbaute, diese Wissenschaft interessierte nicht mehr. Biochemie war gefragt. Und damit löste die Schulmedizin sich völlig ab von der „anderen" Denkungsart. Der Begriff „Selbstheilungskraft" blieb zwar bestehen, aber er wurde nicht mehr mit der „Kraft" in Verbindung gebracht, die einem physikalischen Geschehen zugrunde liegt.

Franz Anton Mesmer war mit seinem Denken seiner Zeit weit voraus. Die wissenschaftlich belegbare Physik steckte noch in den Kinderschuhen und doch hat er physikalische Erkenntnisse auch auf das Wirken im Körper übertragen. Für ihn galt der Mensch als Teil des Universums, und somit war er eingebettet in die Polarität der damaligen physikalisch erklärbaren Weltsicht. Wir können uns sicher noch an die Ausrichtung der Eisenfeilspäne im Physikunterricht erinnern. Wie von Geisterhand gelenkt. Dass wir dieses als Grundlage unserer Gesundheit sehen könnten, haben wir nicht gelernt. Mesmer jedoch hat Schlüsse gezogen, die er durch seine Heilerfolge belegen konnte. Wie von Geisterhand gelenkt wurden seine Patienten gesund.

Dass in uns ein elektrisches Geschehen ursächlich wirkt, war damals nur im Ansatz erklärbar. Zu messen gab es nichts, nur zu bestaunen. Und das war der Schulmedizin reichlich suspekt. Sie wollte seriös belegen und fand ihren Wirkungskreis in der Biochemie. Hier konnte man in Versuchen nachweisen und die Ergebnisse in Zahlen belegen. Die aufstrebende Pharmazie gesellte sich dazu als verlässlicher Partner. Die entwickelten Medikamente konnten eindeutig einer Krankheit zugeordnet werden, versprachen

Heilung und Sicherheit. Ein Erfolg nicht nur für den Patienten.

Die Erfolgsgeschichte dieser engen Verbindung haben wir miterlebt. Aber sie hat uns auch seit hundert Jahren abgekoppelt von dem Denken physikalischen Geschehens in uns. Wir wurden reduziert darauf, dass nur in den nachweisbaren Werten der chemischen Prozesse unsere Krankheit beschrieben werden kann. Und was darin nicht sichtbar ist, ist eben auch keine.

Eine offizielle Beschäftigung mit physikalischem Geschehen wurde durch diese Entscheidung abgeblockt und schließlich unterbunden. Die Heilmethoden, die sich aus dem fernen Osten zu uns gesellten, fanden keinen Einlass in unsere medizinische Welt. Und dass der bärtige Möchtegern-Guru aus dem fernen Indien dieser Heilform sein Bild übergab, war der Schulmedizin gerade recht. Den Scharlatan hatte man gefunden und somit konnte man alles, was aus dieser Richtung kam, mit Missachtung strafen.

Damit war aber auch jegliche Beschäftigung mit dem Gedanken, im Körper könnte noch etwas anderes ernsthaft erforscht werden, gestorben. Und es bleibt nur ein Gedankenspiel: Was wäre, wenn die Schulmedizin diesen biophysikalischen Ansatz gesehen und ihn weiterentwickelt hätte wie die biochemische Variante? Wie viele Bereiche hätten erforscht und ihr Wirken in Beziehung zueinander gesetzt werden können. Beide hätten miteinander reifen können und all das abdecken, was aus der Sicht unserer heutigen Erfahrungen durch die chemische Behandlung nicht geheilt werden kann. Im Körper wirkt beides in enger

Verzahnung und Abhängigkeit, wieso sollte das nicht auch in der Medizin gelten.

Aber diese Gedanken nur als Spiel zu betrachten, bezieht die Verantwortung nicht mit ein. Wie unendlich vielen Menschen ist dadurch die Gesundheit genommen worden, allzu vielen das Leben. Ich darf nicht darüber nachdenken, welche Konsequenzen den Patienten zugemutet worden sind, weil die Schulmedizin einfach nur zu kurz gedacht hat. Oder zu egoistisch. Sicher aber auch, weil sie wirklich von der Heilkraft der pharmazeutischen Produkte überzeugt war. Gründe gibt es viele.

Wie wird also diese jetzige Schulmedizin mit ihrer Vergangenheit umgehen? Aus unserer politischen Arbeit haben wir gelernt, wie wichtig es ist, zu dem zu stehen, was nicht gut gelaufen ist. Nur dann sind wir glaubwürdig und können einen neuen Weg voller Verantwortung einschlagen. Reicht es einzugestehen, dass so manches Medikament nicht den erwünschten Heilerfolg gebracht hat, aber man sei ja auf dem Weg, immer wirkungsvollere Medikamente zu entwickeln. Gerade wird der Siegeszug der mRNA-Medikamente vorausgesagt. Wieder ein Schritt weiter in eine erfolgversprechende Zukunft des Eingreifens in unseren Körper und damit ein Stück weiter entfernt von einer uns innewohnenden Sichtweise, die vorhanden ist und grundsätzlich wirkt, auch wenn wir sie nicht sehen wollen. Ich will diese Entwicklung nicht ablehnen, aber wenn ich die Liste all der zu behandelnden Krankheiten durchsehe, denke ich, wie einfach und unbedenklich ein Einsatz unserer natürlichen Energie dem Körper entscheidende Hilfe geben könnte, diese Krankheiten zu verbessern oder sie gar nicht erst entstehen zu lassen.

Wie also werden die Alternativen, vor allem die, die mit den Händen Energie übertragen, in ihrer Glaubwürdigkeit rehabilitiert werden und ihre Erfahrungen einbezogen in ein effektives Gesundheitssystem? Wie wird die Kirche damit umgehen, wenn das Heilen mit den Händen für alle freigegeben wird, eine Tätigkeit, die man nur Jesus zuschrieb, da er, weil er Gottes Sohn war, Wunder wirken konnte. Sein Alleinstellungsmerkmal. Dieses Mysterium infrage zu stellen, würde bedeuten, viele weitere Fragen anschließen zu müssen.

Wie viele Steine haben wir uns in unserer westlichen Welt in den Weg gelegt. Wie viele Hürden aufgebaut durch unsere einseitig ausgerichteten Gedanken und Vorschriften. Damit jetzt offen umzugehen, ist wirklich ein Angehen. Also einfach negieren und mit dem jungen Professor bei Punkt Null anfangen, der die Quantenphysik in die Waagschale wirft, aber keine Auskunft darüber gibt, was wirklich wie wirkt? Haben wir nicht endlich nach diesen 100 Jahren, in denen diese neue Wissenschaft Quantenphysik sich entwickelt hat, es verdient, ursächlich aufgeklärt zu werden? Jetzt kann gemessen werden, jetzt kann man in Versuchen Ergebnisse wissenschaftlich belegen. Jetzt kann in der Zusammenarbeit mit den Physikern wirklich ein Menschenbild entstehen, in das alle Facetten einbezogen werden. Und das jeder verstehen und nachvollziehen kann. Aus diesem Wissen heraus könnte sich in Zusammenarbeit von Mediziner und Patient wirklich ein heilsames Geschehen entwickeln. Und die Achtsamkeit, und damit die

Verantwortung des Patienten für sich, könnte auf diesen fundierten Kenntnissen zu einem Erfolgsmodell werden.

Schlussgedanken

„Gehen Sie irgendwohin!" Nach allem, was wir wissen könnten, darf dieser Satz nicht mehr einen kranken Menschen ins Ungewisse stoßen. Vor allem dann nicht, wenn dieser „andere" Weg nicht nur vorhanden ist, sondern sich auch als rettend erweist. Und dadurch als die große Chance. Die Chance, rundum gesund zu werden.

Aber gehen unsere eigentlichen Probleme nicht weit über uns hinaus? Ist unser persönliches Gesundwerden nicht klein, fast kleinlich zu werten? Sicher, wir haben nur ein Leben. Aber wir sehen auch, dass wir für unsere Nachfahren die Grundlage des Lebens auf der Erde zerstören. Das wird uns bewusst.

Unsere Welt ist in Aufruhr.

Gleichzeitig erlebt unsere Welt eine erneute Revolution.

Es gibt eine neue Wissenschaft, die die Grundlagen unserer Existenz erklärt und sie in ein neues Bewusstsein bringt. Zu wissen, wie etwas funktioniert, bedeutet, nach einer Lösung für Störungen suchen zu können. Lösungen, die aus dem System heraus abgeleitet werden und wieder in dieses einfließen. Gleiches durch Gleiches heilen. Diese Wissenschaft öffnet unsere tradierten Denkmuster. Und viele Köpfe sind dabei, wirklich über den Tellerrand zu schauen, um zu begreifen, was dort vor sich geht. Und was vielleicht möglich sein kann. Mit Gedanken, mit unserem

Geist, in der Dimension von etwas noch nicht Vorstellbarem.

In der Zwischenzeit haben wir begriffen, dass wir die Natur unter neuen Gesichtspunkten sehen müssen. Wir können belegen, dass Tiere nicht nur ihrem Instinkt unterliegen, sondern dass sie intellektuelle Fähigkeiten besitzen und auch dazulernen können. Wir wissen, dass sie in ihren Einheiten miteinander reden und sich absprechen. Wir wissen, dass sie ihre staatlichen Gebilde auf stabilen Gemeinschaften aufbauen. Wir haben erforscht, dass Pflanzen miteinander kommunizieren und im Verbund gleicher, aber auch unterschiedlichster Pflanzen besser gedeihen. Wir nehmen erstaunt wahr, dass Pflanzen ein eigenes Reparatursystem kennen und Tiere sich selbst aus der Natur Heilpflanzen suchen. Tiere pusten sich an und lecken ihre Wunden, damit sie heilen. Sie kuscheln sich zusammen, um Wärme und damit Energie zu übertragen. Es läuft so vieles ab ohne uns.

Und wir Menschen? Was wissen wir von der Heilkraft in uns? Was wissen wir von dem System, aus dem heraus wir existieren? Wir haben uns abgegeben an eine Medizin in dem Bewusstsein, dass andere besser über uns Bescheid wissen, weil sie klüger sind. Weil sie ausgebildet sind. Weil Labore und Geräte sie in einem System unterstützen, das so perfekt für uns gemacht scheint. Es gibt uns Sicherheit. Schließlich bezahlen wir dafür.

Es wird Zeit, dass wir uns endlich kennenlernen. Wir müssen nicht unser Gesundheitssystem ablehnen. Wir müssen nur über uns Bescheid wissen, damit jeder entscheiden kann, wie er sich für sich selbst und für andere einsetzen kann. Wir müssen erst einmal die Ordnung in uns selbst begreifen. Denn ohne Kenntnis tun wir das Falsche oder zumindest das Ungenügende. Es muss doch möglich sein, dass die Wissenschaften sich zusammentun und gemeinsam ein Körperbild erstellen, das umfassend und in sich gültig ist. Welches nicht den Menschen teilt in unterschiedliche Ansichten und damit in gegensätzliche Behandlungsformen. Es muss möglich sein, dass die Quantenphysik das enorme Wissen der Schulmedizin erweitert, beide aber auch die Erfahrungen der Alternativen integrieren. Dass ein System erstellt wird, welches wir dadurch verstehen, weil es logisch begründet und in allen Facetten des Menschen erklärbar ist. Mit dem könnten wir gezielt umgehen. Und das Qi könnte so zu einem wesentlichen Bestandteil unserer Selbstheilungserfahrungen werden.

Wir Patienten möchten aufgeklärt werden und dadurch verstanden in dem Wunsch, für unsere Gesundheit nachhaltig zu sorgen und sorgen zu lassen. In einem System, das genau dieses verwirklicht: ein gesundes Gesundheitssystem zum Wohle aller sein zu wollen.

Was müsste geschehen, damit der heutige Missstand aufgehoben wird? Es müssten Schulen, Fachschulen und Universitäten sich um die neue Wissenschaft kümmern und sie in ihre Lehre einbauen. Es müssten sich die Krankenkassen in ihren Zuständigkeiten erweitern, es müssten sich alle Bereiche der Gesundheitsfürsorge auf eine grundlegend neue Behandlung einstellen. Aber das ist fast aussichtslos. Das System ist in sich so fest vertäut und mit den Pharmafirmen verbunden, dass sich von offizieller Seite nichts tun wird. Ich kenne nur eine Gruppe von Fachleuten, die sich bewegen könnte, und das sind Sie, werte Doctores, die dieses Buch lesen. Es wird erst langsam ein Bewusstsein reifen können, wenn Sie sich den Erkenntnissen der Quantenphysik öffnen und begreifen, auf welchen Schatz der Selbstheilung Sie bislang verzichtet haben. Sie wollen doch Menschen gesund machen.

Und wir alle müssen begreifen, dass dieses neue Gesundheitssystem übertragbar ist auf unser Denken und Handeln in allen Einheiten. Die Grundlage ist überall die gleiche: Wir haben uns für die Harmonie der Schwingungen in allen Bereichen einzusetzen. Jeder für sich hat sich dafür zu entscheiden. Sonst klappt es nicht.

Bleibt das System so verfestigt, dann wird es so weitergehen wie bisher, und alle, die etwas begriffen haben und es auch belegen könnten, bleiben weiter vor der Tür. Vielleicht wird dieses neue Denken sich aber verstärkt vor der Tür entwickeln. Denn eins ist sicher: Um sich mit der Energie zu beschäftigen, brauchen wir weder Arzt noch Apotheker. In jedem von uns könnte das Bewusstsein reifen, aufbauend auf Erfahrungen, dass es auch anders geht. Das könnte unsere Chance sein. Können wir es uns leisten, es nicht zu tun?

Greta Thunberg würde sagen:

We live in a strange world.

Wir leben in einer merkwürdigen Welt.

Literatur

Vera Bartholomay, Heilsame Berührung – Therapeutik Touch, Integral München 2015

Dawson Church, Geist über Materie – Die erstaunliche Wissenschaft, wie das Gehirn die materielle Realität erschafft, Momanda Rosenheim 2018

Dr. Manfred Doepp & Alexander Glogg, Heilung verstehen, BoD Norderstedt 2014

Dr. Walter Glück, Heilsame Schwingungen – Die neue Dimension der sanften Medizin, Kneipp Wien 2008

Dr. med. Eckart von Hirschhausen, Wunder wirken Wunder – Wie Medizin und Magie uns heilen, Rowohlt Hamburg 2016

Paula Horan, Reiki Kraft – ein Handbuch für die persönliche und globale Transformation, Winpferd Oberstdorf 2011

Imre und Dagy Kerner, Heilen, Kiepenheuer & Witsch Köln 1997

Dr.med. Robert S. Mendelsohn, Trau keinem Doktor, Mahajiva Münster 2001

Lynne McTaggart, Was Ärzte Ihnen nicht erzählen – Die Wahrheit über die Gefahren der modernen Medizin, Sensei Kernen 2005

Lynne McTaggart, Das Nullpunktfeld, Goldmann München 2002

Lynne McTaggart, The Bond – Die Wissenschaft der Verbundenheit, Goldmann München 2017

Lynne McTaggart, Die Kraft der Acht, Scorpio München 2018

Robert Menasse, Die Hauptstadt, Suhrkamp Berlin 2017

Michael Murphy, Der Quantenmensch, Integral Wessobrunn 1994

Ulrich Warnke, Gehirn-Magie, Scorpio München 2014

Ulrich Warnke, Die geheime Macht der Psyche, Scorpio München 2015

Ulrich Warnke, Quanten-Philosophie und Spiritualität, Goldmann München 2017

Ulrich Warnke, Bionisches Wasser, Arkana München 2019

Über die Autorin

Lieselotte Herwig, geb. 1943, studierte Lehramt für Grund- und Hauptschulen und für Realschulen mit Schwerpunkt Germanistik und Kunst. Neben ihrer Arbeit an einer Grundschule hatte sie 10 Jahre lang einen Lehrauftrag für Kinder- und Jugendliteratur an der Universität Hildesheim inne. Seit der Pensionierung engagiert sie sich aktiv in der Senioren-Akademie Alfeld.

Der Gedanke, über ihr Leben zu schreiben und sich darin mit Physik und Medizin zu beschäftigen, hat ihren Ursprung in ihrem persönlichen Schicksal. Sie erlebte zwei völlig unterschiedliche Lebensabschnitte, 50 Jahre ein Leben mit burnout-ähnlichen Belastungen, seit etwa 30 Jahren Gesundheit und Wohlbefinden. Dabei erfuhr sie die Rolle der Schulmedizin in aller Hilflosigkeit ihren Krankheitserscheinungen gegenüber und anschließend die grundlegende Hilfe der Alternativen durch einen aktiven Umgang mit der Körperenergie. Warum das so sein konnte, versuchte sie sich durch eine intensive Beschäftigung mit unterschiedlicher Literatur zu erarbeiten. In ihrem ersten Buch „Gehen Sie irgendwohin! Burnout der Medizin oder Wie Physik heilt", erschienen im Hottenstein Buchverlag 2017, beschreibt sie ihren Weg auf der Suche nach Gesundheit. In diesem Buch „Werte Doctores ! Über die Chance anders zu denken" vermittelt sie umfassende Gedanken zu dem Thema Energie, setzt sich vor allem aber mit dem Nicht-Wissen und dessen Folgen für unsere Gesellschaft auseinander.

Sie weiß heute: Die Grundlage allen Seins, darin eingeschlossen unsere Gesundheit, ist die Energie, und es ist dringend geboten, sich diesem Thema zu öffnen.

Sollten Sie Ihre Erfahrungen niederschreiben wollen, würde ich mich freuen, wenn Sie sie mir unter der Mail-Adresse gedanken-heilung@online.de mitteilen würden. Es ist wichtig, voneinander zu hören und dadurch immer sicherer zu werden. Wer weiß, was alles noch möglich sein wird?